排毒瘦身变年轻

这样吃

生活新实用编辑部　编著

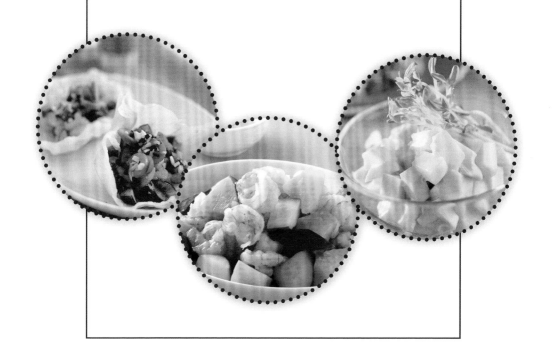

江苏凤凰科学技术出版社·南京

图书在版编目（CIP）数据

排毒瘦身变年轻这样吃 / 生活新实用编辑部编著
. — 南京 : 江苏凤凰科学技术出版社, 2022.9
ISBN 978-7-5713-2294-6

Ⅰ. ①排… Ⅱ. ①生… Ⅲ. ①毒物—排泄—食物疗法
Ⅳ. ①R247.1

中国版本图书馆CIP数据核字(2021)第166872号

排毒瘦身变年轻这样吃

编　　　著	生活新实用编辑部	
责 任 编 辑	汤景清　洪　勇	
责 任 校 对	仲　敏	
责 任 监 制	方　晨	

出 版 发 行	江苏凤凰科学技术出版社
出版社地址	南京市湖南路 1 号 A 楼，邮编：210009
出版社网址	http://www.pspress.cn
印　　　刷	天津丰富彩艺印刷有限公司

开　　　本	718 mm × 1 000 mm　1/16
印　　　张	12.5
插　　　页	1
字　　　数	270 000
版　　　次	2022 年 9 月第 1 版
印　　　次	2022 年 9 月第 1 次印刷

标 准 书 号	ISBN 978-7-5713-2294-6
定　　　价	48.00 元

图书如有印装质量问题，可随时向我社印务部调换。

饮食排毒，健康瘦身

2018年，《中国国民健康与营养大数据报告》显示， 20%国人患慢性病，慢性病致死率达86%。由此可以看出，慢性病已经成为威胁我国居民健康的致命因素。大量科学数据显示，慢性病是多种因素共同作用的结果，如饮食习惯、环境污染、吸烟等，这些因素并不会直接致病，但会导致毒素积聚在体内，从而影响身体机能的正常运作，最终导致肥胖、高血压、糖尿病等慢性疾病。

并非所有毒素都是从外部进入人体的，身体的内部也会制造毒素。人体每天都在进行不间断的新陈代谢，新陈代谢过程中会产生一些毒素，水溶性毒素会经由肾脏和肝脏排出，但一些脂溶性毒素则会随着脂肪储存在人体内。因此，越肥胖的人体内积聚的毒素就越多，而毒素越多就会越肥胖，久而久之，就会形成一种恶性循环。

肥胖对女性的影响尤其大，其中最直接的就是会影响女性的外观和自信。因此，瘦身是很多女性不断的追求。著名营养学家曾指出，肥胖大多数的原因是体内毒素的堆积，要瘦身，必先排毒。要排出体内的毒素，应该先找到最安全可靠的排毒方法，那就是饮食。

食物是我们生存的根本，从饮食着手解决健康问题是当前最好的选择。如果能在日常生活中养成良好的饮食习惯、选择适合自己的食材，并进行正确的烹调，就更有利于促进身体机能的正常运作，加速新陈代谢、排出体内毒素，在保持身体健康的同时健康瘦身，使人容光焕发。

基于此，我们编写了《排毒瘦身变年轻这样吃》。本书不仅介绍了排毒瘦身的基本常识，还分类介绍了许多生活中对排毒瘦身有益的常见食材，并介绍了其营养成分、排毒瘦身原理、食用功效、食用方法、保存方法、挑选方法和食用宜忌等。此外，我们还针对每种食材准备了简单、易操作的美味排毒食谱，并附上营养分析作为参考。可以说，这是一本实用性很强的美食养生书。

通过本书，读者可以轻松找到适合自己的排毒美食，做出高颜值的美味佳肴，让自己吃得开心、吃得放心，轻松排出体内毒素，保持轻盈健康的体态。

排毒瘦身明星食材

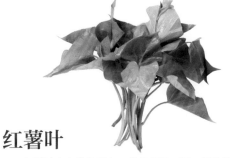

红薯叶

红薯叶富含维生素A、维生素C、钾、钙及膳食纤维，另含特殊的多酚类物质。

多酚类具有极佳的抗氧化能力，可以与维生素C及维生素E一起作用，增强体内抗氧化酶的活性，清除体内不好的自由基和脂质过氧化物，同时预防低密度脂蛋白（LDL，又称"坏胆固醇"）氧化，有效预防动脉粥样硬化。

红薯叶含大量膳食纤维，能刺激肠胃蠕动，促进排便，加速排出肠道中的毒素。

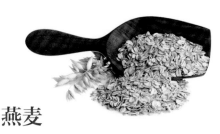

燕麦

燕麦的膳食纤维含量丰富，包括纤维素及植物胶。人体摄取充足的膳食纤维，可促进肠道蠕动，缩短粪便通过肠道及肠道与有毒物质接触的时间，促进排便，预防便秘。

燕麦中的 β -葡聚糖可以吸附肠道有害物质，促使胆酸及胆固醇排出体外，轻松降低胆固醇水平，也可调节免疫功能。

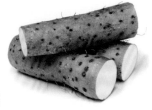

山药

山药所含的山药多糖体能改善肠胃道功能，增强人体免疫力。山药亦富含膳食纤维，有助于预防便秘，并能降低体内坏胆固醇的含量。

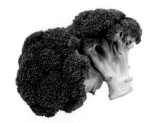

西蓝花

西蓝花属于十字花科类蔬菜，最具防癌及抗氧化能力，主要含有特殊的异硫氰酸盐（或称萝卜硫素）及微量元素硒。异硫氰酸盐能增强肝脏解毒酶的活性，使外来毒素通过作用后转化为无毒物质，再经由肾脏排出体外。硒是动物体内的谷胱甘肽氧化酶的重要成分，能清除血液中的自由基，保护细胞免于自由基带来的伤害。

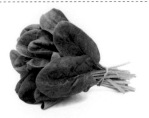

菠菜

菠菜含有叶黄素及 β -胡萝卜素，都属于类胡萝卜素。β -胡萝卜素会在体内转变成维生素A，其抗氧化能力强，能维持皮肤、消化道、呼吸道等上皮组织的正常功能，阻挡外来有毒物质。

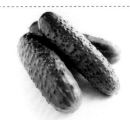

小黄瓜

小黄瓜富含果胶，能吸附肠胃中的代谢废物，形成含水的粪便，有助于排便。果胶还能在肠胃中包覆食物，增加饱腹感，让人食用后不至于很快又饿，利于控制食量。

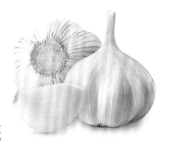

大蒜

大蒜中的蒜素是一种含硫化合物，能杀菌解毒，清除肠道的有害菌，驱除寄生虫。

大蒜含微量元素硒，能强化抗氧化酶的活性，加上蒜素本身具有的抗氧化作用，生用或熟食，都能减少体内自由基，达到预防消化道肿瘤，如大肠癌、胃癌或肝癌等的目的。

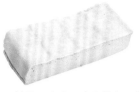

豆腐

豆腐是黄豆制品，含有8种人体必需氨基酸，其中的大豆蛋白属于高生物价蛋白质。研究发现，食用黄豆制品能降低血浆中的总胆固醇、低密度脂蛋白及甘油三酯，能促进血脂代谢，净化血液。

豆腐中丰富的大豆异黄酮（一种植物性雌激素）具有极佳的抗氧化能力。

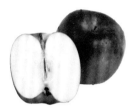

苹果

苹果富含的果胶属于水溶性膳食纤维，能软化粪便、增加粪便体积、保护肠壁、预防便秘。果胶与胆酸结合后会一同排出体外，减少肠道内脂肪与胆固醇的吸收，促进代谢。

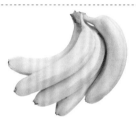

香蕉

香蕉含有果胶，能促进胆固醇排出体外、降低血脂，还含有丰富的寡糖，寡糖有类似果胶的效果，可强化香蕉增加大便体积、促进排便的能力。

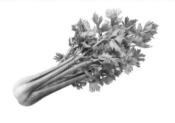

芹菜

芹菜所含的膳食纤维较粗，对肠胃的刺激较大，清肠效果也更强，可有效预防便秘。此外，芹菜中钾含量丰富，有助于排出尿酸等有毒物质。

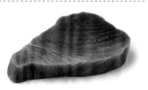

金枪鱼

金枪鱼富含能促进脑部功能及防止血栓形成的鱼油，主要成分为DHA及EPA，以心血管系统的保健功效最为显著。

DHA有助于降低血液中的甘油三酯，增加胆固醇的排泄，进而降低胆固醇水平，帮助血脂代谢。

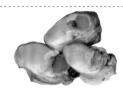

牡蛎

牡蛎富含的牛磺酸是一种氨基酸，能维持脑部运作及发展，并且能保护心脏，预防高脂血症。

牛磺酸抗氧化能力强，对细菌毒素有解毒之效，对改善肝功能、预防肝病、促进肝脏分解体内有害物质等也有一定效果。

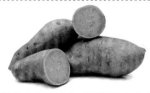

红薯

红薯的营养价值高，当作减肥期的主食或排毒餐，不仅能产生饱腹感，还有一定的促排便作用。

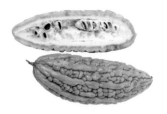

苦瓜

苦瓜中所含的苦瓜素能阻止小肠吸收脂肪、多糖等大分子营养物质，并可促进小分子营养物质的吸收，对抑制脂肪的囤积有显著作用。

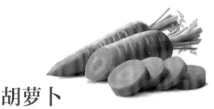

胡萝卜

胡萝卜所含的大量木质素是一种非水溶性膳食纤维，质地较粗韧，能帮助肠胃去除毒素，保护肠胃。胡萝卜也含水溶性膳食纤维，能增加饱腹感、避免饥饿，还能与肠道中的胆汁酸结合，促进胆汁酸及废物排出体外。

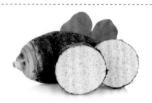

芋头

每100克芋头的热量是54千卡，远低于米饭的183千卡，减肥者可放心将芋头当成主食。芋头中的膳食纤维含量高，不仅能使人产生饱腹感，还能刺激肠道蠕动、预防便秘。

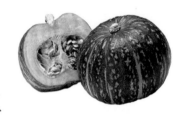

南瓜

南瓜富含果胶，果胶能够吸附水分物质，延缓食物在胃里排空的速度，从而延长饱腹的时间，避免多食，果胶还可使粪便变得柔软，更易排出。

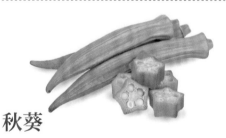

秋葵

秋葵含黏液蛋白、果胶，能促进消化，延缓食物被肠道吸收的速度，降低人对进食的欲望，并能帮助粪便柔软成形，改善便秘，预防宿便。

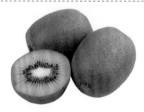

猕猴桃

猕猴桃的膳食纤维含量丰富，能润肠通便、避免便秘。其中也含水溶性维生素，能清除肠道中多余的脂肪及毒素。

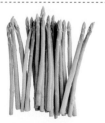

芦笋

每100克芦笋仅含有22千卡热量，脂肪含量低，又有质地较粗的膳食纤维，对减肥者来说是优良蔬菜。芦笋中的芦笋皂苷、芸香素能降低血脂、促进心血管健康，并能增加血管弹性、减少胆固醇吸收。

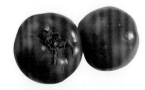

西红柿

每100克西红柿仅含20千卡热量，是低卡食物，饱腹感高，适合用来减肥。又有膳食纤维、果胶能清洁肠道。西红柿中含有机酸，包括柠檬酸、苹果酸等，能帮助消化、清除多余脂肪，利于排毒。

第一章　排清毒素，一身轻松

第二章　新鲜水果类食材

第三章　高纤蔬菜类食材

第四章　元气根茎类食材

第五章　可口瓜类食材

备注：1杯（固体）= 250 克　1杯（液体）= 250 毫升　1 大匙（固体）= 15 克
　　　1 大匙（液体）= 15 毫升　1 小匙（固体）= 5 克　1 小匙（液体）= 5 毫升

第一章
排清毒素，一身轻松

毒素的入侵是无形的。
人体会在不知不觉中囤积毒素，
加上不良的生活习惯，体内代谢变差，
毒素不易排出，造成身体各种不适。
跟着本章内容进行饮食排毒，
让您重获健康与美丽！

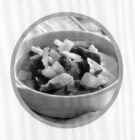
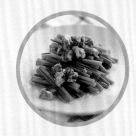
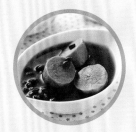

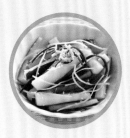
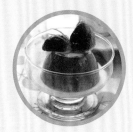
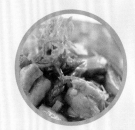

你该排毒了吗？

体内毒素积聚过量，会加速人体衰老，危害健康

检测体内的毒素

请依照你的日常生活情况，从下表中选出符合自己情况的项目。

中"毒"指数测验

类型	选项
自觉症状	☐ 容易长痘痘
	☐ 皮肤干燥
	☐ 容易疲倦
	☐ 容易水肿
	☐ 食欲不振
	☐ 容易便秘
生活习惯	☐ 习惯熬夜
	☐ 压力过大
	☐ 长时间坐着
	☐ 不常运动
	☐ 吸烟
饮食习惯	☐ 三餐不定时
	☐ 偏食
	☐ 习惯吃夜宵
	☐ 喜欢美食
	☐ 常喝含有糖的果汁和饮料
	☐ 常吃油炸、烧烤食品（＞3次／周）
	☐ 经常喝咖啡（＞2杯／天）
	☐ 水分摄取不足（＜2000毫升／天）

符合6项及以下

饮食和生活习惯大致正常，继续保持良好的生活和饮食习惯即可。

符合7~15项

体内已有毒素在慢慢堆积，从现在开始要特别注意，养成良好的生活和饮食习惯。

符合16项及以上

你的身体内已有各式各样的毒素堆积，当务之急是立即进行排毒，将毒素排出体外。

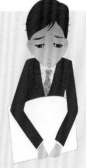

什么叫作"毒"？

人体不会产生危害自己的毒素。所谓"毒"，准确来说，是指人体通过一系列新陈代谢作用后产生的废物，这些废物若未在正确的时间或未及时排出体外，就会形成对人体生理功能有害的物质，加速人体衰老，危害健康。

简单排毒五要诀

将体内多余毒素排净，身体自然就能保持健康

早餐和睡前一杯水

人体有60%~70%是水，体内若缺水，许多以水为载体的毒素将无法排出，就会堆积在体内。

早晨时肠胃代谢功能最好，夜晚是清除毒素效率最佳的时间，因此起床后及睡前各喝一杯水，有利于体内排毒。

多吃蔬果

想要有好的排毒效果，就要摄取充足的蔬菜及水果。在蔬菜和水果中，有许多对人体有益的抗氧化物质及膳食纤维，有助于对抗自由基、促进肠胃蠕动，甚至可预防疾病及癌症。

选用蔬果时，最好以无农药栽培的有机蔬果为主，或仔细以流动的水洗净，并首选当季蔬果。

发汗可刺激汗腺及淋巴结排毒

发汗是指皮肤深层的汗腺所分泌的汗液，汗液成分主要是水，另外还有矿物质、乳酸、尿素。要刺激这种深层的发汗，帮助排出毒素，就要多喝水、多吃有助于发汗的辛香料、适度地运动和泡热水澡。

淋巴结是身体另一个排水道，能回收废弃物并排出体外，适当的按摩可以促进淋巴排毒，淋巴结一旦顺畅，也会带动发汗的功能。

深呼吸

深呼吸时可促进肺部气体的流通，刺激身体的细胞活动、促进血液及体液的循环、提高新陈代谢能力并增强免疫力。

排出毒素的呼吸方法：首先要集中精神，以鼻子吸满气后再缓缓以嘴吐气，重复数次，可以促进副交感神经的放松及代谢，提升身体排毒效用。

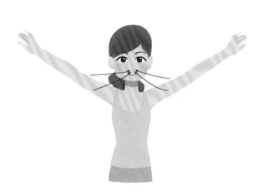

选用营养补给品

现代人三餐不正常、饮食不均衡，无法摄取最完整及均衡的营养成分来清除体内毒素，因此需要针对自己的营养需求来补充健康食品。如抗氧化营养成分（清除体内的自由基），维生素C、维生素E、硒、类黄酮素等。

3

透视日常生活中的毒素

了解毒素来源，让毒无所遁形

"毒"从哪里来

毒素的产生，既有人体自身新陈代谢产生废物的内在因素，也有环境污染、食物污染等外在因素。

环境

水、土壤、空气都是人类生存不可或缺的要素。随着社会发展，环境污染越来越严重，人体承受着各种污染带来的影响，容易出现身体不适或导致疾病发生。

习惯

现代人的生活节奏快，缺乏休闲活动的调适，生活作息不规律，生物钟紊乱，造成了身体及心理的负担，加快体内毒素的产生。

食物

食物进入人体，经过消化代谢后产生各种废物，这些废物会通过排便、流汗等方式排出体外。若没有及时排出，会对人体产生危害，其中又以下列几种食物最为常见。

腌制食品：大部分腌制品因防腐、保鲜需要，可能添加亚硝酸盐等防腐剂。人体摄取过量，会造成中毒。若食用腌制食品的同时食用富含胺类的食物（如某些海鲜和水果），特定条件下，其中的胺类会转变为高致癌性的亚硝胺，引起肠胃不适，甚至引发癌症。

含铅食品：摄取含有过量铅的食品或过量食用含铅的食品，会造成人体的记忆力衰退、反应迟缓，如皮蛋、爆米花等。

霉变食品：全谷类、豆类、鱼类、坚果类（如花生）及油脂类食品，发霉后会产生大量细菌及黄曲霉毒素，造成身体不适，甚至导致肝癌。

高温烹调的食品：高温油炸、烧烤、煎烤等烹调方式，会产生致癌物质——多环芳香族碳氢化合物（PAH）。

烟熏类食品：烟熏类食品的致癌物质来自燃烧的材料，如甘蔗、稻谷，其中含有PAH及芳香胺类等致癌物质。

药物残留

❶ 鸡、猪、牛肉中残留的抗生素、激素，养殖海产残留的重金属杀菌剂、除藻剂及抗生素等，都可能诱发癌症。避免吃肥肉、鸡皮、动物内脏等药物及毒素容易堆积的部位。

❷ 蔬菜和水果中残留过量的农药，也会伤害人体健康或产生致癌物质。

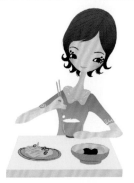

烟酒制品

摄取过量酒精易伤肝。点燃的香烟所产生的烟雾中含有4000多种对人体有害的化学物质，且会导致多种癌症。

食品添加剂

❶ 零食、腌制食品、蜜饯类都可能被添加有毒的色素。

❷ 丸类食品可能会添加硼砂来增加脆感，豆类食品可能加了双氧水漂白，这些食品添加剂都可能会导致癌症。

自生

人体经过新陈代谢后会产生的废物，就是所谓的"毒"，又以下列几种对人体影响最大。

自由基：自由基为人体代谢氧化之后产生的物质，对人体内细胞具有攻击性，也是危害人体健康的"最大凶手"。身体内的自由基时时刻刻都在产生，数量一旦过多，便会产生强大的氧化作用，加速人体衰老，甚至导致癌症。

宿便：需排出体外的废物，停留在肠道中超过12～24小时仍未排出，就会产生毒素。大便若超过3～5日不解，就会变成宿便，产生的毒素会危害人体。

胆固醇：肝脏会自行合成一部分胆固醇，其余的胆固醇要从食物中摄取。胆固醇是人体生长发育的重要物质，但摄入过量的胆固醇会沉积在血管壁上，造成血管变窄、硬化、血液中的胆固醇浓度升高，引起心血管疾病。

乳酸：长时间运动后，人体会产生乳酸，反映在生理上，就会引起肌肉酸痛、疲倦、四肢无力等情况。

尿酸：由人体代谢产生，经由肾脏排出。若尿酸过多或肾功能不全，则会使尿酸沉积在人体软组织及关节处引发痛风。

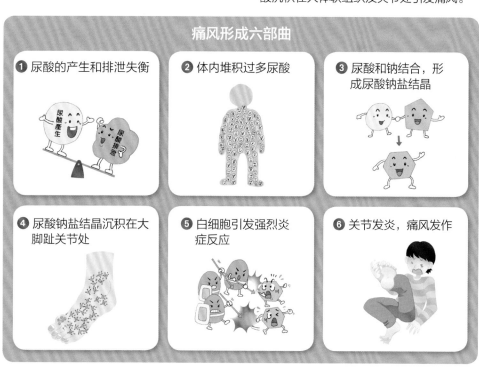

痛风形成六部曲

❶ 尿酸的产生和排泄失衡

❷ 体内堆积过多尿酸

❸ 尿酸和钠结合，形成尿酸钠盐结晶

❹ 尿酸钠盐结晶沉积在大脚趾关节处

❺ 白细胞引发强烈炎症反应

❻ 关节发炎，痛风发作

认识体内排毒机制

启动排毒机制，排出体内毒素

头发 1%

可检测出人体内血液3个月内各物质的平衡状态。排毒情况良好时，能排出相当多毒素。

汗液 3%

即使没有运动，人体每日也会排出约1000毫升的汗液。排毒的出口中，皮脂腺排出的毒素胜于汗腺。

指甲 1%

和头发一样，能检测出之前体内的血液循环状况，也可通过指甲的按摩促进排毒。

粪便 75%

食物消化后的废物、有害物质多由粪便排出。若粪便没有及时排出或囤积过久，就会变成细菌的温床，被人体吸收，成为病源。

尿液 20%

肾脏是人体第二重要的排毒出口。血液在肾脏内循环时，会排出一些有毒物质及代谢废物，最后会和水分一起随尿液排出体外。若没有正常排尿，则可能发生水肿或炎症。

人体器官的排毒功能

人体有6个主要排毒器官，它们各司其职，保持着人体内各项物质的平衡状态。

肝脏

有毒物质经肝脏解毒酶的氧化作用，转化为中间代谢物质，与肝脏中的物质结合成尿液或胆汁再排出。

肝功能问题预警：全身无力、恶心想吐、巩膜变黄、尿色黄浊等现象。

排毒对策：维持规律的生活作息、不酗酒、不熬夜、均衡摄取营养物质，采取低盐饮食，坚持运动。

肠胃

胃及小肠吸收食物养分，其余水分被大肠黏膜吸收，废弃物质以粪便形式排出。

肠胃功能问题预警：皮肤粗糙、恶心想吐、便秘、食欲不振、腹痛等现象。

排毒对策：三餐定时、定量，多吃含膳食纤维的食物，按时排便，适量运动、增强肠胃蠕动能力。

淋巴

淋巴吸收人体已无用或死亡的细胞，经淋巴管排出废物或经淋巴代谢过滤毒素，并由血液运送到身体各器官排出。

淋巴功能问题预警：体重减轻、关节及肌肉痛、淋巴结肿大或疼痛等。

排毒对策：泡热水澡促进淋巴回流，保持运动习惯及规律的生活作息。

皮肤

皮肤通过汗液排出水分、乳酸及尿素。

皮肤功能问题预警：长痘痘、皮肤斑点颜色变深、皮肤干燥、容易过敏、皮肤颜色变黄且暗淡、无光泽。

排毒对策：通过运动排汗以排出体内毒素、多喝水、加强防晒等保养步骤。

肾脏

肾脏的主要工作为排出代谢废物，机体在新陈代谢过程中产生多种废物，包括以尿素氮、肌酐、尿酸等为代表的100余种代谢废物和毒性物质，它们会通过血液进入肾脏，经肾小球过滤或肾小管分泌随尿液排出体外。

肾功能问题预警：关节痛、下肢或眼睑水肿、血压升高、少尿或多尿、尿中带血等。

排毒对策：不憋尿，并喝充足的水，一天喝水2000毫升以上，以促进新陈代谢、稀释毒素在血液中的浓度。

肺部

空气中的微尘及有害气体经吸气进入肺部，肺部经由呼气来排出这些毒素。

肺功能问题预警：呼吸困难、胸痛、阵发性咳嗽、恶心等现象。

排毒对策：多呼吸新鲜空气，进行有氧运动以增加血氧含量，促进体内新陈代谢。

排毒器官最佳排毒时间

器官	最佳排毒时间
淋巴	21：00～23：00
皮肤	22：00～2：00
肝脏	23：00～1：00
肾脏	1：00～3：00
肺部	3：00～5：00
大肠	5：00～7：00
小肠	7：00～9：00

最好的排毒饮料——水

想要体内"无毒"，多喝水，简单又有效

想要排毒，不能不喝水

水是营养物质进入细胞的媒介，也是人体内代谢物质的载体，可促进有害物质排出体外。

若身体缺水，血液会变得浓稠，有毒物质也无法借由水排出体外，转而堆积在大肠、小肠及排泄器官内，营养物质的输送将变得迟缓，严重时会影响新陈代谢及人体各系统的运作。因此，排毒的首要工作，即多喝水，以维持身体内各系统的正常运作。

"人是水做的"

人体中有60%~70%是水。身体失去10%的水，情况就会相当严重；丧失20%~30%的水，就会有致命危险。

血液缺水的后果是血液量减少，血液变得浓稠，心脏排血量降低，最终导致血压下降，陷入昏迷、休克；充足的水分能防止血管变厚、变窄，有助于保持血管本身的弹性，防止废物在血管壁的停留及血液中"污物"的沉淀，对防止血管疾病及血液污浊起着举足轻重的作用。

据研究，人体每天经由汗或表皮蒸发的水分有0.1~8升，每日排出的尿液有1~2升，因此，每天适当补充水分是很重要的。一般人每天至少应该喝2升，约8大杯水（每杯约240毫升），以维持人体内的水液平衡及保护各器官和功能的正常运作。如果工作性质很容易流汗，就要喝更多的水。

喝水最佳时机

早上身体的肠胃代谢最好，起床后空腹喝一杯水，可洗去胃中的隔夜残渣，做一次全身的清洁。

三餐饭前喝两杯水，可以帮助消化；且水分会使胃膨胀，使胃的饱足感增加，有助于减少食量。

晚上是身体排毒最有效的时间，就寝前喝一杯水，可以预防血栓和心脏病，且有利于身体排毒功能的进行。如果怕影响晚间睡眠品质，睡前饮用半杯即可。

洗澡后喝一杯水，可以补充流失的水分。

用餐时可以饮用少量水，使食物的消化变得更顺畅。

不要等渴了才喝水

喝水时，量不用多，但是次数要多，每15~20分钟补充一次水。水进入胃后，会很快地循环输送到身体每一个部位，满足每个部位的水分需求。所以要养成自发性喝水的习惯。若觉得口渴才喝水，表示身体已缺水好一阵子了。

什么样的水对身体最好

虽然可以从饮料和汤类中摄取水分，但是含糖饮料喝太多会造成身体负担，汤也无法完全取代水，且有摄入高嘌呤的风险。因此价格低廉、对人体最有帮助的，非水莫属。

软水

软水指不含或少含可溶性钙、镁化合物的水，其矿物质含量较少，水质呈中性，如经消毒、过滤后的自来水，是较安全的水，再经过煮沸的程序，可以放心饮用。

硬水

硬水指含有较多可溶性钙、镁化合物的水，其矿物质含量较多，水质呈碱性，如山泉水、地下水等矿泉水，带有些许的涩味。饮用时要小心水质中可能含有对人体有害的物质或细菌，选购时应考虑大品牌生产的矿泉水，这样才比较有保障。

蒸馏水

蒸馏水是利用蒸馏设备使水汽化，再使水蒸气凝结成水，然后冷却，其是一种无菌的纯净卫生水，不含有任何矿物质，溶解氧几乎为零，不宜作为饮用水。

矿泉水

矿泉水含有一定量的矿物盐、微量元素和二氧化碳气体。相较于纯净水，矿泉水含有多种微量元素，对人体健康有利。

饮用水最重要的就是卫生、干净。无论是煮沸后的自来水、矿泉水，还是电解水，只要补充足量的水分，就有助于身体排毒。

食物中也含有水分，所以通过饮食摄取的水分，也要算进每天的水分摄取量

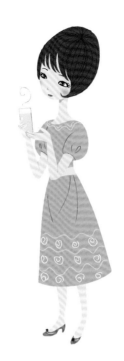

中。水分摄入过少有害身体，过多也会对肾脏造成负担，易使身体水肿。

多喝水让皮肤更好

有效率且经常性地补足身体内流失的水分，除了能帮助身体排毒，对于爱美的女性，还有以下好处。

多喝水，身体的新陈代谢变好，皮肤的新陈代谢也会变好，毒素自然会减少；另外，充足的水分，能让皮肤"喝饱水"，看起来自然水嫩。

当身体水液失去平衡时，可能发生水肿。身体缺水的状况一旦改善，水肿也会改善，加上新陈代谢变好，宿便排出，皮肤自然就更健康。

有助于控制体重

新陈代谢变好，脂肪燃烧更充分，体重就容易减轻。水没有热量，饥饿时补充些水分，可以增加饱腹感而减少进食量，有助于控制体重。

健康的生机饮食疗法

改善饮食习惯，毒素自然不堆积

什么是生机饮食

"生机饮食"强调饮食中生吃不使用化学肥料和农药所栽种出来的水果、蔬菜、坚果等食物，使人体最大限度地摄取蔬果中的酵素、维生素、抗氧化成分、纤维素、植物蛋白质等营养成分，从而达到既获取能量、促进身心健康，又能回归自然的一种饮食和生活方式。

受环境因素、经济水平、安全卫生条件等的限制，生机饮食的精神在于摄取"有机食品"，不吃或少吃动物性食品，在烹调时不油炸、不加味精，也不放人工添加物。坚持清淡原则：少油、少盐、少糖。生食、熟食皆可，重视食材的生食食疗功效。

有机食品

农作物的栽培过程中，不使用化学肥料与农药，采用自然栽培法中的各种无毒除虫法。采收、包装过程中，也不添加人工物质，如漂白剂、防腐剂等。

生食

只选用植物性食材，烹调方法为百分之百生食，并且不添加化学物质，使用的油、盐等调味料也是从天然食物中萃取而来的。

生机饮食的优点

生机饮食追求的是健康与乐活的生活方式，目的是帮助人体恢复自然治愈力、强化免疫系统、恢复身体的正常运作，回复健康状态。

生机饮食对人体有三大好处。

❶ 保持身体洁净，拒绝毒素进入

选用富含膳食纤维、无污染、少人工添加剂的食品，帮助人体正常排便、排尿，并减少有毒物质侵入，保持身体自然洁净。

❷ 均衡摄取营养，保持体内的碱平衡

健康的身体呈弱碱性，体内各项生理功能才得以维持，让废物顺利排出。而生

生机饮食食材选择原则

❶ 多吃新鲜蔬菜水果、全谷类、海藻类。

❷ 不吃肉或少吃肉，可选择不加抗生素、激素的有机蛋、有机瘦肉及乳制品、鱼类。少吃红肉或加工肉品。

❸ 食材多元化，以获取多种营养物质。

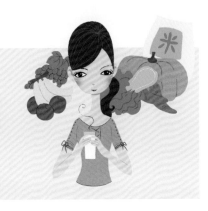

机饮食中强调少用酸性食物，如猪肉、鸡肉；以碱性食物为主，如坚果、菇类、蔬菜等，有利于保持体内的碱平衡。

❸ 增加血液携氧量，增强免疫力

生机饮食中的生食，可保证食物中的酶不因烹调被破坏，有效分解血液中的脂肪与蛋白质，有助于预防多种疾病、抵抗癌症。

了解体质，掌握食材属性

许多人往往等到疾病来袭，才发现饮食的重要性，进而开始尝试生机饮食，但须注意的是，生机饮食是辅助，绝非全盘接受生机饮食中的所有食物。

没有尝试过生机饮食的人，对其独特口感的接受度较低，且担心容易缺乏动物性营养成分的摄入。应依照个人体质及接受度，选择并设计适合自己的生机食谱。

身体健康时，选择可以增强免疫力、保护人体系统的生机饮食，效果更佳。

应根据自己的体质及食材的属性，选择适合自己的饮食疗法。

生机饮食小叮咛

生机饮食中强调饮用精力汤及其他蔬果汁，慢性肾衰竭及正接受透析治疗的患者应避免摄取过多水分及含钾量多的蔬果汁，否则容易导致水钠潴留，甚至危及生命。

此外，过量膳食纤维的摄入会干扰人体对钙、铁及其他矿物质的吸收，因此服用钙片或其他补充剂时，不建议同时摄入高纤维的食物，以免影响吸收效果。

判断自己的体质，吃对食物

类型	体质特征		建议食物
热性	❶ 全身常发热 ❸ 脸色潮红	❷ 口干舌燥 ❹ 喜欢喝冷饮	**凉性食物：**绿豆、海带、丝瓜
寒性	❶ 怕冷 ❸ 脸色易苍白	❷ 经常手脚冰冷 ❹ 喜欢喝热饮	**温性食物：**大蒜、姜、肉桂
实性	❶ 活动量较大 ❸ 说话声音洪亮	❷ 气粗力足 ❹ 排便困难	**泻性食物：**西瓜、香蕉、芦笋
虚性	❶ 夜晚常冒冷汗 ❸ 行动无力	❷ 脸色易苍白 ❹ 脉搏较弱	**补性食物：**山药、糙米、红枣
燥性	❶ 经常便秘 ❸ 易干咳无痰	❷ 常感口渴体燥 ❹ 妇女月经量少	**润性食物：**梨、百合、牛奶
湿性	❶ 容易水肿 ❸ 多痰	❷ 经常腹泻 ❹ 头重身重	**利尿食物：**赤小豆、冬瓜、薏苡仁

让排毒成为生活方式

不把排毒看成苦差事，而是逐渐内化成生活习惯

做好排毒风险管理

留意饮食和居家生活的细节，贯彻排毒生活，会过得健康又快乐。

食物如何吃最"无毒"

蔬果：尽量选择有检测合格标志的蔬果，避免农药残留的问题，也可使用天然的蔬果清洁剂来清洗。当季水果的农药使用量较低。或选择需去皮的水果，因为削皮后，就不会吃到农药。

海鲜：许多贝类及鱼类都被测出含有重金属，选择时要特别注意，可选择有产销资质的海鲜品牌。

肉类：高温烧烤会产生多环芳香碳氢化合物，可多摄取含维生素C的蔬果来预防这些物质转变成有毒物或致癌物。

蛋：蛋壳上常有细菌污染，食用时要将蛋煮至全熟，避免摄入沙门氏菌。老年人和幼儿特别需要注意。

水：为了杀菌，自来水中往往会添加氯。要使水中的氯挥发，可于饮用水煮沸后，掀开盖子再煮3～5分钟。

零食：油炸淀粉类零食会产生大量有毒的丙烯酰胺，一不小心就会摄入超量，要注意摄取量。

居家生活如何尽量做到"无毒"

热水澡：水中含氯，加热后挥发，容易使人在洗澡时吸入过量的氯。45℃热水所释放的氯为35℃热水的2倍，所以洗澡时，窗户不要完全紧闭，水温不要太高，时间也不宜太久。

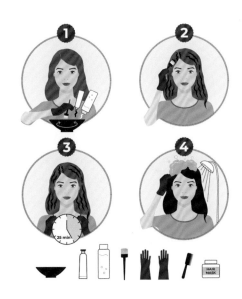

染发：勿经常使用含致突变与致癌变物质的产品。染发剂中的芳香族胺，会经由皮肤吸收至体内，继而导致癌症，所以尽量不要染发。如果真有染发需求，可以使用纯天然的染发剂。

保鲜膜：保鲜膜大多由PVC（聚氯乙烯）、PVDC（聚偏二氯乙烯）及PE（聚乙烯）组成。前两种可耐受的温度达130℃，但PE在130℃时就会融解。为了避免保鲜膜经微波炉加热后释出有毒物质，故最好在加热前将保鲜膜取下。

生活排毒，常保健康

常检查：每天自我检查是否出现胀气、便秘、口臭、排气等问题，项目可参考本书P2的《中"毒"指数测验》表。如果有以上这些问题，表示身体排毒解毒的功能不佳，需要重新调整饮食和生活习惯。

常变化：三餐中必须尽量选吃不同的食物，同样的蔬果不要连续吃超过3天，尽量保证食物营养均衡和多元化。

常调整：生活中压力过大、睡眠不足、饮食不正常，都容易使体内毒素堆积过多。因此当身体已经发出要休息的信号时，应立即调整，以免身体器官运作受到影响。

5种精神排毒好方法

❶ 静坐

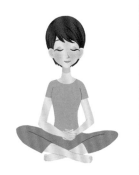

静坐时可快速平静身心，减缓因生活压力带来的焦虑。

❷ 精油按摩

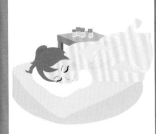

通过涂抹精油和按摩，可完全放松心情、舒缓压力，有助于促进皮肤代谢、缓解肌肉紧张。

❸ 乐于工作

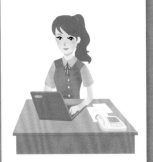

身处乐于工作的愉悦心情中，从容应对工作，身体的内分泌系统就不会受到干扰。

❹ 多想愉快的事和大笑

大笑可增加体内内啡肽及使人开心和放松的激素的分泌，减少压力激素。多想想愉快的事和大笑，能适当增强免疫力、舒缓压力。

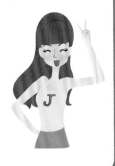

❺ 泡热水澡

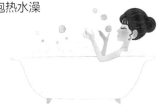

泡热水澡可加速血液循环，进而大量出汗，排出毛孔内的代谢废物，使身体保持良好的新陈代谢。

清除体内毒素，排毒瘦身一身轻

肥胖、便秘的对症食疗法则

肥胖

若体内的毒素过多，则会影响正常的排泄与代谢功能，造成脂肪的过度堆积，形成肥胖。加上抗氧化能力变差，脂肪受到自由基攻击，久而久之会产生致癌的毒素。因此，维持理想体重，不仅能使外表美观，而且有助于健康长寿。

饮食法则

均衡饮食： 选择热量低、营养均衡的饮食方式，通过减少脂质、糖类的摄取量来降低总热量，而不减少其余养分的摄取。

改变进餐顺序： 餐前先喝汤垫胃，注意要避免高热量的浓汤，然后吃热量低、体积大、纤维多的蔬菜，最后吃肉和饭，进餐时要细嚼慢咽。

定时定量： 三餐进食时间规律，不暴饮暴食，养成良好的饮食习惯，晚餐尤其不可过量，这样大大有助于减少脂肪的堆积。

选择低GI（升糖指数）的食物： 血糖上升会促使胰岛素的分泌量剧增，进而促使脂肪大量形成，引起的饥饿感会使食量增加、血脂浓度偏高等，选择低GI（升糖指数）的食物，有助于减缓血糖的上升速度。

习惯性便秘

若每周排便次数小于3次或排便时很费力，都可称为便秘。习惯性便秘多半由饮食和生活习惯导致，生活压力也有可能造成便秘。粪便在大肠内停留时间过长，会使肠中有益菌和有害菌的分布改变，破坏共生平衡，粪便、废物不断积存，即可能会成为癌细胞的温床。

饮食法则

摄取充足的膳食纤维： 膳食纤维有助于肠道有益菌的繁殖，使有害菌不容易生存，并可清理肠道，将毒素和废物排出体外。

适量饮水： 起床后喝杯温开水可刺激肠道蠕动，摄取充足的水分可软化粪便，使粪便更易排出。

多摄取乳酸菌： 乳酸菌是一种益生菌，可以改善肠道的内环境、调节肠道微生态的平衡，从而促进肠道蠕动功能，缓解便秘。

补充寡糖： 寡糖可以提供肠道有益菌（如比菲德氏菌）所需的养分，帮助有益菌生长，抑制有害菌繁殖，因此调节胃肠功能，抑制肠内腐败物质，改变大便性状，防治便秘。

第二章
新鲜水果类食材

水果中含量最多的成分是水分与糖。很多减肥者以为只吃水果就不会胖，但可别忘了水果甜甜的滋味就是糖分。据研究显示，果糖转化成脂肪的速度很快，所以富含果糖的水果不是减肥的万灵丹。

可喜的是，水果通常热量偏低，脂肪含量也不高，又有能降低胆固醇的果胶，并有丰富的维生素可促进代谢；只需细心留意糖分的含量，避开高糖水果，就能在水果的芳香中轻松"享瘦"。

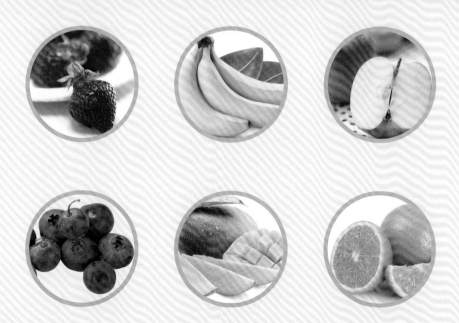

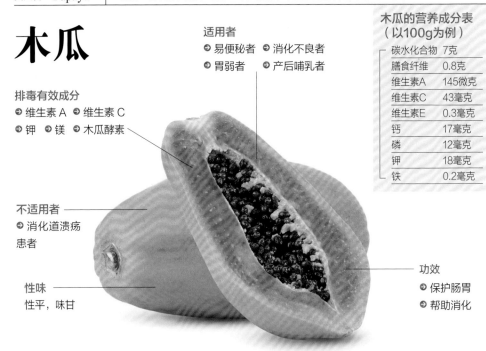

英文名：Papaya　　别名：番木瓜、番瓜　提示：木瓜酵素、维生素含量丰富，减肥、助消化

木瓜

适用者
➲ 易便秘者　➲ 消化不良者
➲ 胃弱者　　➲ 产后哺乳者

排毒有效成分
➲ 维生素 A　➲ 维生素 C
➲ 钾　➲ 镁　➲ 木瓜酵素

不适用者
➲ 消化道溃疡
患者

性味
性平，味甘

功效
➲ 保护肠胃
➲ 帮助消化

木瓜的营养成分表（以100g为例）	
碳水化合物	7克
膳食纤维	0.8克
维生素A	145微克
维生素C	43毫克
维生素E	0.3毫克
钙	17毫克
磷	12毫克
钾	18毫克
铁	0.2毫克

排毒瘦身原理

❶ 木瓜含有大量水溶性膳食纤维，能吸附肠道内毒素，使毒素随粪便排出体外，预防便秘。

❷ 木瓜酵素能分解脂肪，利于减肥。另含番木瓜碱，能降低血脂，有益心血管健康。

食用效果

❶ 木瓜中的维生素A、胡萝卜素能抗氧化，预防老化；并含多种对养肝有益的成分，如维生素C、木瓜酵素等。

❷ 木瓜果肉含有番木瓜碱，可抗菌消炎、降低血脂。

❸ 木瓜能助消化，木瓜酵素有助于分解蛋白质、糖类、脂肪，使肠胃的消化、吸收效果更好。

❹ 木瓜能降低血脂、胆固醇，避免这些物质在血管壁中沉积，可防治心血管疾病。

保存方法

　　未削皮的木瓜宜放置室温下，以报纸包覆，有效保存时间为2～3天。不宜放入冰箱冷藏，冷藏会导致木瓜外皮出现褐斑，也影响风味。

食用禁忌

❶ 吃太多木瓜，其中的类胡萝卜素会使肤色偏黄，爱美男女食用时须控制摄入量。

❷ 木瓜含有机酸较多，凡脾胃虚寒、胃酸过多或体质较弱者，应尽量避免食用冰过的木瓜或是冰木瓜牛奶，以免造成胃部不适。

❸ 消化道溃疡患者不宜食用木瓜。

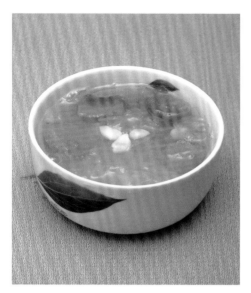

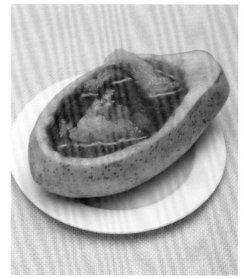

降低血脂 + 润肠通便

木瓜炖银耳

5人份

材料：
干银耳20g，杏仁5g，木瓜1个，水适量

调味料：
白糖1/2小匙

- 热量 441.1千卡
- 糖类 101.7克
- 蛋白质7.9克
- 脂肪 3.8克
- 膳食纤维12.5克

做法：

❶ 将木瓜洗净，去皮，去籽，切块；干银耳洗净，泡发；杏仁洗净，泡发。

❷ 炖盅中放水，将处理好的木瓜块、银耳、杏仁一起放入炖盅，先以大火煮沸，转入小火炖制1～2小时。

❸ 调入白糖，拌匀即可。

抗衰老 + 润肠排毒

木瓜冰糖炖燕窝

2人份

材料：
燕窝10g，木瓜1个，水适量

调味料：
冰糖1/2小匙

- 热量 392.4千卡
- 糖类 90克
- 蛋白质 9.8克
- 脂肪 1.2克
- 膳食纤维 6.2克

做法：

❶ 将木瓜洗净，去籽，切成盅备用；燕窝用水泡发，炖20分钟备用。

❷ 锅中加水烧开，将备用半熟的燕窝放入木瓜盅内一起入锅，先用大火烧开，再转为小火隔水炖30分钟。

❸ 起锅，调入冰糖（或冰糖水）即可。

功效解读

　　木瓜果肉含番木瓜碱，可抗菌消炎、降低血脂，对心血管疾病有很好的预防功效；银耳含膳食纤维，可以促进肠胃蠕动，减少人体对脂肪的吸收，起到减肥、通便的作用。

功效解读

　　木瓜热量低，且富含膳食纤维，可促进肠胃蠕动，有助于排出肠内有毒物质；燕窝的抗氧化能力强，能有效对抗加速人体衰老的自由基，使皮肤充满光泽并保持弹性。

草莓

排毒有效成分
- ➡ 膳食纤维 ➡ 鞣花酸
- ➡ 维生素C ➡ 钾

适用者
- ➡ 便秘者 ➡ 痛风患者
- ➡ 吸烟者

不适用者
- ➡ 肠胃功能不佳者
- ➡ 肾功能不全者
- ➡ 生理期女性

性味
性凉，味甘、酸

功效
- ➡ 改善便秘 ➡ 润肺生津
- ➡ 降血压 ➡ 抗癌
- ➡ 利尿

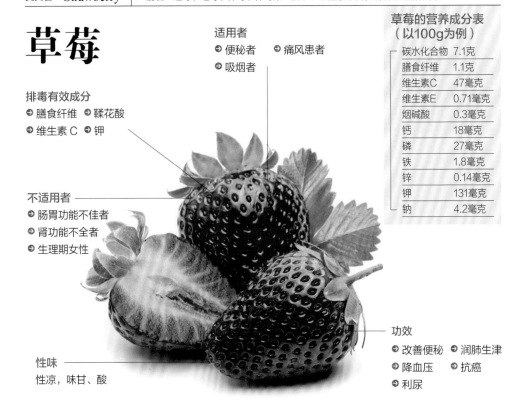

草莓的营养成分表（以100g为例）	
碳水化合物	7.1克
膳食纤维	1.1克
维生素C	47毫克
维生素E	0.71毫克
烟碱酸	0.3毫克
钙	18毫克
磷	27毫克
铁	1.8毫克
锌	0.14毫克
钾	131毫克
钠	4.2毫克

排毒瘦身原理

1. 草莓含有的鞣花酸能分解食物中多余的脂肪，并可减少对有毒物质的吸收。
2. 草莓富含的膳食纤维有清洁肠道、整肠通便的功效，可防止食物残渣于肠道内停留过久而腐化产生毒素。
3. 草莓中的维生素C、钾，可保护肝脏，也有一定的利尿作用。

食用效果

1. 草莓富含维生素C，有助于胶原蛋白的合成，爱美人士可以多吃。
2. 草莓的鞣花酸是一种有效的抗癌成分，能降低癌症发生率。
3. 草莓有助于养颜美容、改善肤质、润肺生津，尤其适合肤质较差、吸烟的人群。
4. 草莓中的花青素有很强的抗氧化能力，能防癌抗癌、保护视力。

食用方法

1. 草莓宜浸泡盐水后再以流水洗净，不应浸泡太久，以免农药残留物渗入草莓果肉。
2. 肠胃功能较弱者，食用前可去除草莓上的茸毛，以温水快速冲过，再用冷水冲洗，避免引起过敏症状。

食用禁忌

1. 草莓中钾含量较高，肾功能不全者应少食。
2. 肠胃功能不佳者，食用过多草莓易引起腹泻；女性生理期也应斟酌食用。

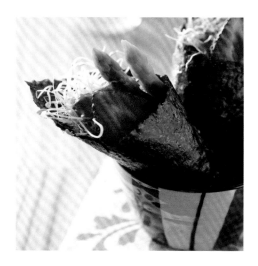

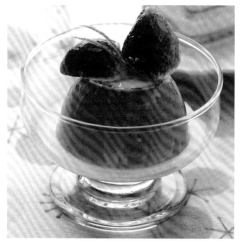

抗氧化 + 维持肠道健康

草莓芦笋手卷

材料：
草莓2个，芦笋35克，苜蓿
芽30克，寿司海苔2片

- 热量 48.8千卡
- 糖类 10.1克
- 蛋白质 1.5克
- 脂肪 0.3克
- 膳食纤维 1.7克

调味料：
草莓果酱1小匙

做法：

❶ 芦笋去老皮，切长段，汆烫后和草莓、苜
蓿芽分别浸泡于冰水中至凉，沥干水分
备用。

❷ 将寿司海苔铺平，放入苜蓿芽和芦笋段，
卷成杯状，再加对半切后的草莓。

❸ 淋上草莓果酱，即可食用。

功效解读

草莓中所含的鞣花酸能解毒抗癌、增强
身体免疫力，维生素 C 有助于抗氧化；芦笋
含有质地较粗的膳食纤维，有助于促进肠道
蠕动，排出有毒物质，进而维持肠道健康。

清除宿便 + 美白肌肤

酸甜莓果冻

材料：
草莓15个，明胶粉1大匙，
冷开水1/4杯，热开水1
杯，牛奶1/2杯

- 热量 314.7千卡
- 糖类 46.9克
- 蛋白质 8.9克
- 脂肪 10.2克
- 膳食纤维 12.8克

调味料：
冰糖1大匙

做法：

❶ 草莓洗净，其中一个对半切开，其余的全
部切丁；明胶粉以冷开水冲开，再加热开
水，使其完全溶解。

❷ 草莓丁、明胶液和冰糖放进果汁机中，搅
打成汁后倒入模型中，再放进冰箱，冷藏
3小时以上至结冻。

❸ 将莓果冻从模型倒入杯中，再淋上牛奶，放
上对半切开的草莓，即可食用。

功效解读

草莓含有丰富的抗氧化成分，如花青
素、维生素C，可影响皮肤中黑色素的生成、
转移与降解过程，常吃草莓有助于美白肌
肤；草莓所含的膳食纤维有清洁肠道、整肠
通便的功效。

蓝莓

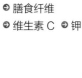

排毒有效成分
- 膳食纤维
- 维生素C
- 钾

适用者
- 用眼过度者
- 心脏功能不佳者

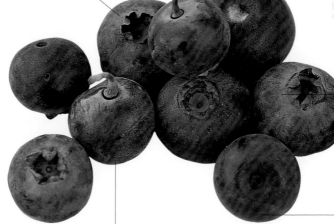

蓝莓的营养成分表
（以100g为例）

碳水化合物	14.5克
膳食纤维	2.4克
蛋白质	0.74克
维生素A	3微克
维生素C	9.7毫克
钙	6毫克
磷	12毫克
钾	77毫克

不适用者
- 肾胆疾病患者
- 腹泻者
- 服用降压药、抗凝血药物者

功效
- 抗老化
- 缓解眼疲劳
- 预防心血管疾病

性味
性平，味甘、酸

排毒瘦身原理

1. 蓝莓中的膳食纤维，能刺激肠胃蠕动，有助于排便顺畅。
2. 蓝莓含维生素C、钾，能保护肝脏；另外，钾有利尿的作用，对肾功能有益。

食用效果

1. 蓝莓中的维生素C有助于增强血管弹性，可预防心血管疾病。
2. 蓝莓含有花青素等多种抗氧化物质，能帮助人体抗老化、避免阿尔茨海默病。
3. 蓝莓所含的花青素能护眼，可缓解眼睛疲劳、促进眼部血液循环。

食用保存

1. 市面上能买到新鲜蓝莓，洗净即可食用，保存时要注意保持干燥。
2. 新鲜的蓝莓口感香甜，不仅能直接吃，还能制成果冻、果酱等，都十分可口。

食用禁忌

1. 市售锭状健康食品，有些已先去糖，适合减肥者食用。
2. 本身正在服用降压药、抗凝血药物的人，应尽量避免大量食用蓝莓，尤其是蓝莓健康食品，食用前宜先向医生咨询，以免发生不良反应。

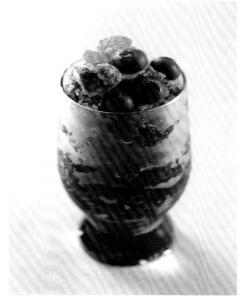

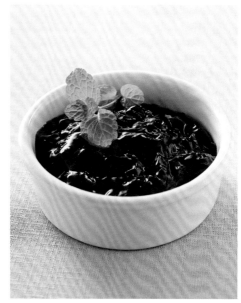

莓果雪泥

1 人份

材料：

蓝莓50克，覆盆子汁1/2杯，蓝莓汁1杯，薄荷叶适量

- 热量 327.3千卡
- 糖类 80.1克
- 蛋白质 1.5克
- 脂肪 0.1克
- 膳食纤维 0.9克

做法：

❶ 蓝莓洗净，和蓝莓汁倒入果汁机中打匀。

❷ 将做法❶的材料倒入冰块盒内，放进冰箱冷冻成型。

❸ 取出做法❷的材料，放进果汁机中，加覆盆子汁搅打至冰沙状，在成品上装饰一些新鲜蓝莓和薄荷叶作为点缀即可。

蓝莓果酱

30 人份

材料：

新鲜蓝莓2400克，柠檬汁120毫升，薄荷叶适量

- 热量 2900千卡
- 糖类 706.2克
- 蛋白质 19.3克
- 脂肪 2.5克
- 膳食纤维 21.6克

调味料：

白糖1000克

做法：

❶ 蓝莓洗净，去掉蒂头备用。

❷ 将蓝莓和白糖放入锅中，以小火边搅拌边煮，注意不要烧焦。

❸ 煮到果酱变为黏稠状熄火，再加入柠檬汁拌匀，放凉，在果酱上放一些薄荷叶作为装饰即可。

功效解读

　　蓝莓与覆盆子含有丰富的花青素等抗氧化物质，除了能对抗自由基的影响，还可护眼、延缓衰老。

功效解读

　　蓝莓含有膳食纤维、果胶、维生素A、维生素C等，都是有助于排毒、抗氧化的营养成分，膳食纤维与果胶还能增加饱腹感。

柳橙

适用者
- ➲ 便秘者
- ➲ 精神疲惫者
- ➲ 高胆固醇血症者

排毒有效成分
- ➲ 膳食纤维
- ➲ 维生素C
- ➲ 钾
- ➲ 胡萝卜素

不适用者
- ➲ 脾胃虚者

性味
性微凉，味酸

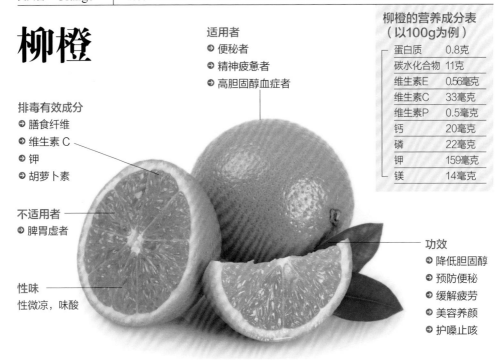

柳橙的营养成分表 （以100g为例）	
蛋白质	0.8克
碳水化合物	11克
维生素E	0.56毫克
维生素C	33毫克
维生素P	0.5毫克
钙	20毫克
磷	22毫克
钾	159毫克
镁	14毫克

功效
- ➲ 降低胆固醇
- ➲ 预防便秘
- ➲ 缓解疲劳
- ➲ 美容养颜
- ➲ 护嗓止咳

排毒瘦身原理

1. 柳橙中的膳食纤维含量丰富，有助于通肠排便，促进肠胃排毒。
2. 柳橙中的维生素C、胡萝卜素等成分可抗氧化。据研究，高胆固醇血症者每天食用柳橙，能有降低胆固醇水平。
3. 柳橙中的钾含量高，多吃柳橙增加体内钾离子浓度，能帮助排出体内过多的钠，辅助降低血压、促进新陈代谢。

食用效果

1. 柳橙富含维生素C，能美白肌肤，其中的B族维生素能缓解疲劳、维护神经系统健康、舒缓压力。而它的独特香味也有放松心情之效。
2. 柳橙的纤维较粗，可润肠通便；果肉多汁，能生津解渴、润喉、解酒。

3. 柳橙中的维生素C能保护心血管健康，能保护血管弹性。
4. 柳橙原本的属性偏凉，与橘子一样，蒸热后属性改变，能止咳化痰、减轻喉咙不适，对支气管炎有舒缓作用。

食用保存

1. 新鲜柳橙可放室温保存，有效期约一周；食用时，多吃果肉旁的白色纤维，可帮助消化。
2. 柳橙打成果汁是最常见的食用方法，蒸食则能止咳。

食用禁忌

1. 胃部不适者最好少吃柳橙，以免加剧胃酸分泌。
2. 市售柳橙汁常添加了大量糖分，减肥者最好选择直接食用柳橙。

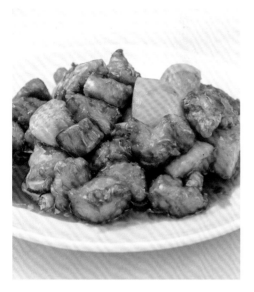

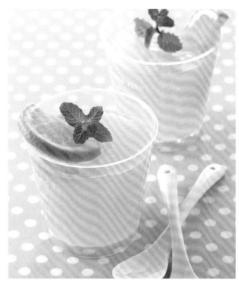

抗氧化 + 增强免疫力

橙汁烩鸡块

2人份

材料:

鸡胸肉150克,土豆50克,柳橙原汁3大匙,淀粉10克,蒜末、葱花各适量

- 热量 234千卡
- 糖类 18克
- 蛋白质 34.1克
- 脂肪 1.4克
- 膳食纤维 0克

调味料:

酱油1大匙,食用油、料酒、盐各适量,柠檬汁、白糖各1小匙

做法:

1. 鸡胸肉洗净,切块,用所有调味料和蒜末腌渍约半小时;土豆洗净,切块。

2. 用油热锅后,爆香葱花,放入鸡丁快炒,然后续入土豆块,再加入1/3杯水、柳橙原汁拌炒。

3. 待土豆熟软,将淀粉和水搅匀后勾芡即可。

功效解读

柳橙中的维生素 C 可增强人体免疫力、淡化黑斑、抗氧化;鸡肉富含蛋白质,对人体的免疫功能有促进作用。

促进肠道蠕动 + 美白肌肤

鲜橙布丁

2人份

材料:

柳橙汁1.5杯,柳橙果肉40克,鲜奶50毫升,明胶片2片,柳橙片半片,薄荷叶适量

- 热量 364.7千卡
- 糖类 83.5克
- 蛋白质 2.5克
- 脂肪 2.3克
- 膳食纤维 0.9克

调味料:

白糖2大匙

做法:

1. 明胶片以水泡软后,挤干水分。

2. 柳橙汁、柳橙果肉、鲜奶、白糖放入锅中煮沸,加明胶片搅拌溶解。

3. 待做法2中的材料冷却后,倒入模型中,放置冰箱冷藏,待其凝固,放半片柳橙和适量薄荷叶作为点缀即可食用。

功效解读

柳橙中的膳食纤维含量丰富,可以促进肠道蠕动,且 B 族维生素、维生素 C 的含量也很丰富,能缓解疲劳、美白肌肤。

| 英文名：Pear | 别名：快果、果宗、玉乳、蜜父　提示：生津止渴、润燥化痰、降低血压 |

梨

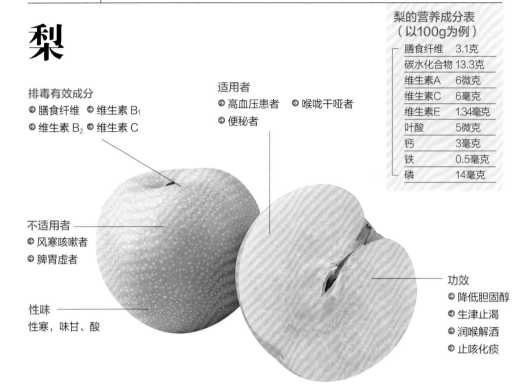

排毒有效成分
- ➲ 膳食纤维　➲ 维生素 B_1
- ➲ 维生素 B_2　➲ 维生素 C

适用者
- ➲ 高血压患者　➲ 喉咙干哑者
- ➲ 便秘者

梨的营养成分表
（以100g为例）

膳食纤维	3.1克
碳水化合物	13.3克
维生素A	6微克
维生素C	6毫克
维生素E	1.34毫克
叶酸	5微克
钙	3毫克
铁	0.5毫克
磷	14毫克

不适用者
- ➲ 风寒咳嗽者
- ➲ 脾胃虚者

性味
性寒，味甘、酸

功效
- ➲ 降低胆固醇
- ➲ 生津止渴
- ➲ 润喉解酒
- ➲ 止咳化痰

排毒瘦身原理

❶ 梨中所含的纤维素属于非水溶性膳食纤维，能促进肠胃蠕动，增加粪便体积，促进排便。

❷ 梨中的维生素、叶酸、类黄酮有助于降血压和胆固醇，也可降低血液中的脂肪含量，减少心血管疾病发生和体内脂肪堆积。

食用效果

❶ 梨生食可解除燥热之气，熟食则能护嗓、润肺、滋阴。

❷ 梨营养成分中的维生素、叶酸、类黄酮，可降血压和胆固醇，还能镇静情绪。

❸ 梨具有生津润燥、清肺止咳的功效，所以历代医家常用于治疗秋燥、阴虚咳嗽等

症，用梨制成的秋梨膏、梨膏糖等有平肝降火、润肺化痰的功效，且有药效而无药味。

食用保存

❶ 若要连外皮一起食用，须清洗干净。

❷ 新鲜梨宜冷藏保存，保存时间不宜超过一周。食用方法可以是榨汁、生食、入药、熟食等。

食用禁忌

❶ 梨性偏寒，风寒咳嗽、腹部易冷痛的人应谨慎食用。

❷ 梨果酸含量多，胃酸多的人不应多吃。

❸ 梨不能与螃蟹一起吃，容易引起腹泻。

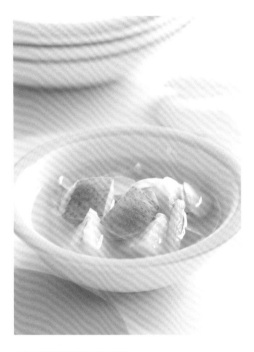

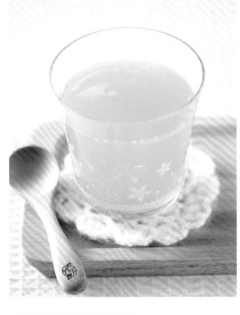

补充水分＋促进代谢

百合炖蜜梨

1 人份

材料：
干百合10克，梨1/2个

- 热量 103.2千卡
- 糖类 24.5克
- 蛋白质 0.5克
- 脂肪 0.4克
- 膳食纤维 1.9克

调味料：
冰糖1/2大匙

做法：

　　干百合洗净，泡发；梨去皮，去核，切小块；加水一起放入锅中，再加冰糖，炖2小时即可食用。

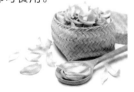

功效解读

　　梨的含水量很高，是减肥时的极佳水果选择，且含有膳食纤维，能促进肠道蠕动，帮助代谢。

生津润燥＋降低胆固醇

黄瓜香梨汁

1 人份

材料：
梨250克，小黄瓜30克，冷开水1/4杯

- 热量 177.5千卡
- 糖类 41.1克
- 蛋白质 1.4克
- 脂肪 0.9克
- 膳食纤维 4.3克

调味料：
蜂蜜1大匙，柠檬汁2小匙

做法：

❶ 梨去皮和核，切块；小黄瓜洗净，切段。

❷ 将梨块、小黄瓜块、蜂蜜和柠檬汁一起放入果汁机中，加水，均匀搅打成汁，过滤即可饮用。

功效解读

　　梨能生津润肺，其所含的膳食纤维能有效降低胆固醇，并可清除肠胃中的有害毒素。

芒果

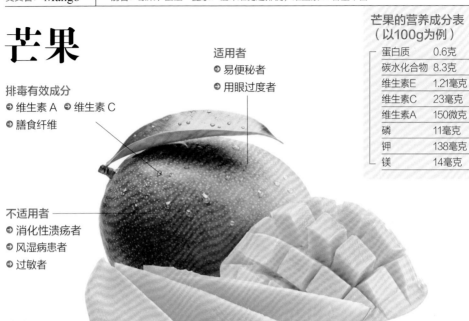

适用者
- ➲ 易便秘者
- ➲ 用眼过度者

排毒有效成分
- ➲ 维生素 A ➲ 维生素 C
- ➲ 膳食纤维

不适用者
- ➲ 消化性溃疡者
- ➲ 风湿病患者
- ➲ 过敏者

性味
性平，味甘、酸

功效
- ➲ 促进消化
- ➲ 明目护眼
- ➲ 保护心血管

芒果的营养成分表 （以100g为例）	
蛋白质	0.6克
碳水化合物	8.3克
维生素E	1.21毫克
维生素C	23毫克
维生素A	150微克
磷	11毫克
钾	138毫克
镁	14毫克

排毒瘦身原理

1. 芒果中的维生素C、钾能降低胆固醇、防止动脉硬化、保护心血管。
2. 芒果含大量膳食纤维，可刺激肠胃蠕动、促进消化、避免便秘。
3. 芒果中的维生素A、维生素C，都是强力的抗氧化营养成分，有助于去除体内的自由基毒素、防癌抗老。

食用效果

1. 芒果的膳食纤维较粗，能促进肠胃蠕动，预防便秘及结肠癌。
2. 芒果的维生素A含量高，具有明目护眼功效，适合现代用眼过度的白领。
3. 芒果除了可改善晕船导致的呕吐，对孕吐也有一定缓解之效。

食用保存与小妙用

1. 芒果以生食居多，一般室温下的保存期限可达10天；未熟的芒果可放至室温催熟；应避免食用未熟果肉。
2. 将熟透的果肉外敷于轻微的烧烫伤处，能消炎止痛；芒果核加水煮熟后饮用，能清热。
3. 取适量芒果和猕猴桃一起榨成果汁饮用，对食欲不振、易感疲劳的人有缓解效果。

食用禁忌

1. 对芒果过敏者、风湿病者、消化性溃疡的人，不宜多吃芒果；胃酸分泌过多的人，也应少吃。
2. 未熟的芒果比成熟的芒果更具毒性。凡对芒果过敏或不适合多吃芒果者，更应慎选完全成熟的芒果食用。

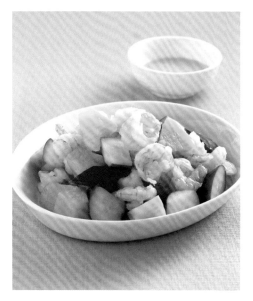

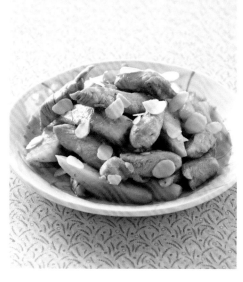

纤体瘦身+增强免疫力

芒果烩海鲜

2人份

材料：

草虾120克，芒果果肉80克，小黄瓜、红甜椒各60克

- 热量 135.1千卡
- 糖类 14.7克
- 蛋白质 16.2克
- 脂肪 1.3克
- 膳食纤维 2.5克

调味料：

盐、柠檬汁各1小匙，牛奶、米酒、淀粉各2小匙

做法：

❶ 草虾去肠泥，用盐、米酒和淀粉腌15分钟；小黄瓜洗净，切丁；红甜椒洗净，去蒂和籽，切丁。

❷ 草虾汆烫后泡冰水，放凉后捞起沥干；小黄瓜丁以盐抓腌至出水，洗净沥干。

❸ 将一半芒果和牛奶、柠檬汁放入果汁机中，打成酱汁。

❹ 所有材料盛盘，淋上做法❸的酱汁即可。

功效解读

芒果中的 β-胡萝卜素和膳食纤维能增强细胞活性、促进肠胃蠕动，有助于排出代谢废物、改善肠道环境、增强免疫功能。

促进肠道蠕动+排毒瘦身

杏仁芒果炒鸡柳

2人份

材料：

芒果150克，杏仁片10克，鸡胸肉50克，玉米粉1/2小匙

- 热量 298.9千卡
- 蛋白质 14.7克
- 脂肪 16.7克
- 糖类 22.4克
- 膳食纤维 4.8克

调味料：

橄榄油2小匙，酱油1小匙，白糖、米酒各1/2小匙

做法：

❶ 芒果去皮和核，切成条状。

❷ 鸡胸肉洗净、切条状，加入酱油、白糖、米酒、玉米粉一起拌腌约20分钟。

❸ 热锅加橄榄油，放入鸡胸肉条炒熟，续放芒果条拌炒，盛盘后撒上杏仁片即可。

功效解读

芒果水分含量丰富，酸甜可口，加上其富含膳食纤维，可促进肠道蠕动，加速排泄，有益于瘦身。

橘子

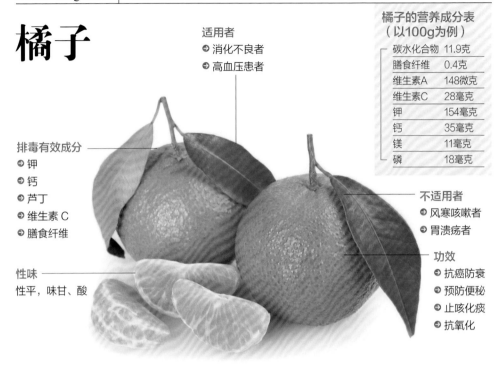

适用者
- ➡ 消化不良者
- ➡ 高血压患者

排毒有效成分
- ➡ 钾
- ➡ 钙
- ➡ 芦丁
- ➡ 维生素C
- ➡ 膳食纤维

性味
性平，味甘、酸

不适用者
- ➡ 风寒咳嗽者
- ➡ 胃溃疡者

功效
- ➡ 抗癌防衰
- ➡ 预防便秘
- ➡ 止咳化痰
- ➡ 抗氧化

橘子的营养成分表（以100g为例）	
碳水化合物	11.9克
膳食纤维	0.4克
维生素A	148微克
维生素C	28毫克
钾	154毫克
钙	35毫克
镁	11毫克
磷	18毫克

排毒瘦身原理

1. 橘子中有丰富的膳食纤维，能润肠通便、吸附肠道中的毒素，有助于肠道排毒、减少便秘发生。
2. 橘子富含维生素C、钾、钙、芦丁等多种降压营养成分，可保持血管正常弹性和密度。特别是对慢性肝炎引起的高血压，橘子有助于提升肝脏的解毒功能，加速胆固醇转化，预防动脉硬化。

食用效果

1. 橘子有生津止渴效果，口干舌燥者可以多食。
2. 橘子含大量维生素A、维生素C，能抗氧化、防衰老、增强免疫力。维生素C还能美白皮肤，避免黑色素沉着，预防斑点形成。

3. 橘子中的橘皮苷，能加强毛细血管韧性，避免血管硬化、破裂、预防中风。
4. 橘子富含的柠檬酸具有抗氧化效果，还可以增进食欲，同时帮助消化。

食用方法

1. 生吃橘子可生津解渴，打成果汁或直接吃果肉皆宜。果肉旁的白色纤维可多食用，含维生素P，能保护心血管。
2. 橘子皮晒干后称"陈皮"，有止咳化痰的功效。

食用禁忌

1. 风寒咳嗽者不宜食用橘子。
2. 肠胃不适、胃溃疡者，宜少食橘子，更不宜空腹食用。

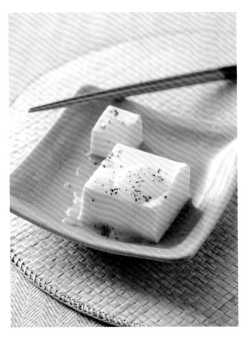

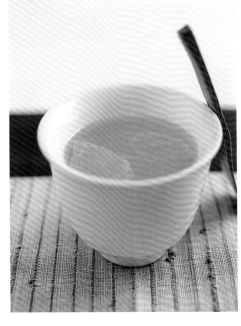

美容养颜 + 缓解疲劳

橘醋豆腐

 2 人份

材料：

凉拌豆腐100克

- 热量186.7千卡
- 糖类 18.9克
- 蛋白质 8.6克
- 脂肪 8.5克
- 膳食纤维 0.6克

调味料：

橘子汁100毫升，糯米醋1大匙，代糖2小匙，橄榄油1小匙，黑胡椒粗粒适量

做法：

1. 凉拌豆腐切块，备用。
2. 先将橘子汁、糯米醋、代糖和橄榄油拌匀，再加黑胡椒粗粒拌匀。
3. 将做法2的材料淋到做法1的材料上即可。

功效解读

橘子富含维生素 C、有机酸，能养颜美容、缓解疲劳；豆腐含有大豆蛋白且热量低，能增加饱腹感，适合爱美的年轻女性。

促进排便 + 控制体重

冰糖橘茶

1 人份

材料：

橘子1个，水适量

- 热量172.5千卡
- 糖类 41.4克
- 蛋白质 1.1克
- 脂肪 0.3克
- 膳食纤维 3.3克

调味料：

冰糖2大匙

做法：

1. 取橘子果肉，切片后加入冰糖拌匀。
2. 将拌匀的冰糖和橘子放入碗中，置于蒸锅内，锅中加2杯水，煮沸后再加2杯水续煮。
3. 重复做法2 3～4次，直到冰糖完全溶化再取出，依个人喜好加开水饮用。

功效解读

橘子所含的果胶（水溶性膳食纤维）进入胃肠道后，能吸收胆固醇、软化粪便，促进排便，利于控制体重。

| 英文名：Apple | 别名：沙果、海棠、花红 | 提示：健胃整肠，降脂降压好处多 |

苹果

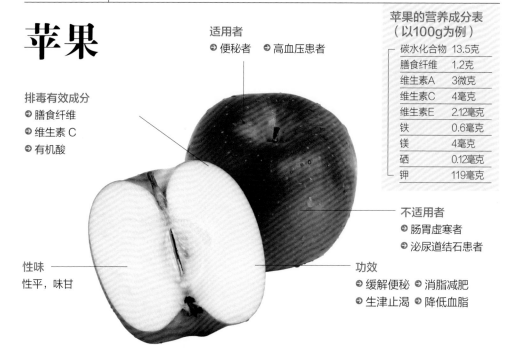

适用者
- ◉ 便秘者   ◉ 高血压患者

排毒有效成分
- ◉ 膳食纤维
- ◉ 维生素 C
- ◉ 有机酸

性味
性平，味甘

苹果的营养成分表 （以100g为例）	
碳水化合物	13.5克
膳食纤维	1.2克
维生素A	3微克
维生素C	4毫克
维生素E	2.12毫克
铁	0.6毫克
镁	4毫克
硒	0.12毫克
钾	119毫克

不适用者
- ◉ 肠胃虚寒者
- ◉ 泌尿道结石患者

功效
- ◉ 缓解便秘   ◉ 消脂减肥
- ◉ 生津止渴   ◉ 降低血脂

排毒瘦身原理

❶ 苹果含苹果酸，能促进体内脂肪分解，避免过多脂肪堆积体内。

❷ 苹果中的果胶能吸附肠内废物与水分，有助于形成粪便。而苹果中的纤维素属非水溶性纤维，能促进肠道蠕动，预防便秘。

❸ 苹果营养丰富、温和不伤肠胃的特质使之成为最普及的减肥水果。在餐前食用苹果，能增加饱腹感，利于控制食量。

食用效果

❶ 苹果中的果胶能有效降低体内的低密度胆固醇含量，预防高胆固醇血症。

❷ 苹果含有黄酮类抗氧化物及多酚类物质，能预防肺癌、改善铅中毒。

❸ 中医认为，苹果甘凉，具有健脾益胃、养心益气、润肠、止泻、解暑、润肺、生津止渴、醒酒等功效。

食用方法

❶ 空腹吃苹果可预防便秘，还能促进肠道好菌繁殖；脾胃虚寒者，则宜熟食，以免引起腹泻。

❷ 苹果削皮后，果肉与空气接触会氧化变成褐色，需久置者，可先浸泡盐水。

❸ 苹果中能降低胆固醇的营养成分大多存在果皮中，欲降低胆固醇者，宜洗净后连皮食用。

食用禁忌

❶ 苹果中含大量草酸，泌尿道结石患者宜慎食，以免增加草酸型结石形成的概率。

❷ 食用苹果要有节制，否则易导致腹胀或腹泻。

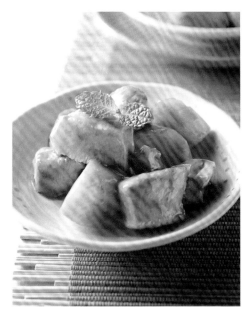

降低胆固醇＋预防便秘

酸甜苹果鸡块

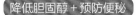

1人份

材料：
鸡胸肉70克，苹果100克，薄荷叶适量

● 热量 177千卡
● 糖类 26.6克
● 蛋白质 16克
● 脂肪 0.7克
● 膳食纤维 1.8克

调味料：
盐、食用油各适量，番茄酱1大匙，白糖、淀粉各1小匙

做法：

❶ 苹果洗净，去核，切块，浸泡盐水后，沥干备用。

❷ 鸡胸肉洗净，切块，用盐腌渍后，加入淀粉裹匀，用沸水烫熟。

❸ 加热油锅后，放入苹果块和鸡肉块，再加入番茄酱与白糖拌炒均匀，起锅，盛盘后加薄荷叶作为点缀即可。

功效解读

　　苹果含丰富的果胶，可吸附过多的胆固醇，增加胆固醇的代谢，并可清除宿便、净化肠道、预防便秘和大肠癌。

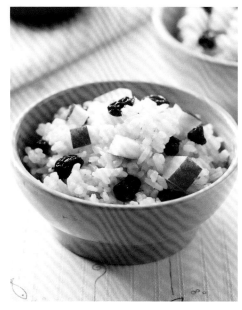

整肠排毒＋分解脂肪

高纤苹果饭

2人份

材料：
苹果1个，大米60克，葡萄干25克，水1杯

● 热量 395.5千卡
● 糖类 89.8克
● 蛋白质 6.3克
● 脂肪 1.2克
● 膳食纤维 4.2克

调味料：
盐1/4小匙

做法：

❶ 苹果洗净，去核，切小丁；大米淘洗干净。

❷ 将大米、苹果丁、葡萄干和盐拌匀，加水，用电饭锅煮熟即可食用。

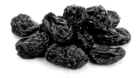

功效解读

　　苹果具有优秀的排毒功效，所含的果胶有和有机酸都有助于身体排出毒素，有机酸还能促进体内脂肪的分解。

英文名：Watermelon	别名：夏瓜、寒瓜 提示：含水量93%，清热利尿、降血压

西瓜

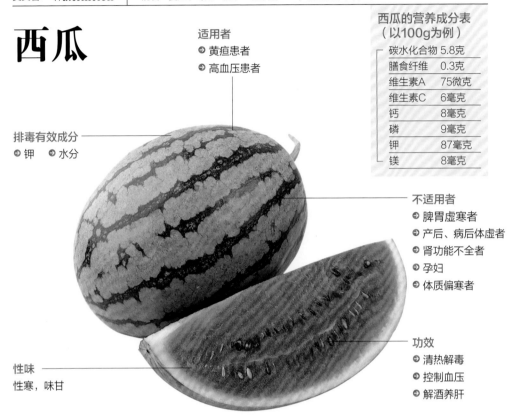

适用者
- 黄疸患者
- 高血压患者

排毒有效成分
- 钾   - 水分

西瓜的营养成分表（以100g为例）	
碳水化合物	5.8克
膳食纤维	0.3克
维生素A	75微克
维生素C	6毫克
钙	8毫克
磷	9毫克
钾	87毫克
镁	8毫克

不适用者
- 脾胃虚寒者
- 产后、病后体虚者
- 肾功能不全者
- 孕妇
- 体质偏寒者

性味
性寒，味甘

功效
- 清热解毒
- 控制血压
- 解酒养肝

排毒瘦身原理

1. 西瓜热量和脂肪含量低，是减肥排毒者的良好选择。
2. 西瓜中的钾含量丰富，再加上其有清热利尿的功效，因此能促进人体排尿、排钠，保护血管。
3. 西瓜含大量的水分，不仅能清除夏日酷热，又易使人产生饱腹感，能降低食欲，利于控制食量。

食用效果

1. 西瓜有大量水分与钾，能利尿、排毒、降压。
2. 西瓜对心血管有益，其中的苷能降低血

压，瓜氨酸、精氨酸等成分则有助于微血管舒张，进而控制血压。

3. 西瓜有解酒、养肝的功能，适合黄疸患者、肝炎患者食用。

食用方法

减肥者若担心西瓜糖分较高，可食用红白交接处的翠衣，该处含糖量低，并可入菜，同样具消暑清热的效果。

食用禁忌

体质偏寒者、孕妇、肾功能不全者、胃寒者、易腹泻者及产后、病后体虚者，不宜食用或应少食用西瓜。

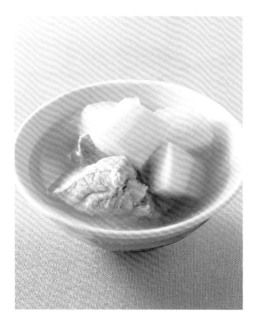

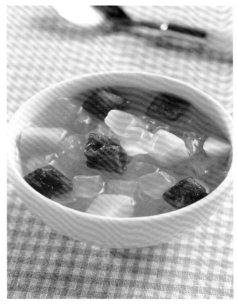

 消暑解渴 + 排出毒素

西瓜翠衣排骨汤

2人份

材料：
西瓜皮（翠衣）适量，猪排骨100克，水适量

调味料：
盐适量

- 热量 249千卡
- 糖类 0.3克
- 蛋白质 18.1克
- 脂肪 19克
- 膳食纤维 0克

做法：

1 猪排骨剁块，洗净，氽烫，放入锅中加水熬煮。

2 西瓜皮洗净，去皮，切块，等锅中的水煮沸后放入，以小火炖煮。

3 加盐调味即可。

功效解读

西瓜皮又称翠衣，具有清火解渴的效果，所含丰富的膳食纤维可促进肠道蠕动，加速体内毒素排出。

清热排毒 + 利尿消肿

西瓜银耳甜汤

2人份

材料：
西瓜75克，香瓜50克，干银耳30克，水2杯，芦荟果肉30克

调味料：
冰糖2小匙

- 热量 179.1千卡
- 糖类 36.8克
- 蛋白质 5.8克
- 脂肪 1.0克
- 膳食纤维 16.1克

做法：

1 干银耳用温水泡开，撕小块；西瓜、香瓜去皮，切小块；芦荟果肉切块，氽烫备用。

2 水倒入锅中煮开，加冰糖调味，再加银耳煮5分钟，熄火。

3 加西瓜块、香瓜块和芦荟块，混匀即可食用。

功效解读

西瓜含水量丰富，所含的钾具有利尿作用，可以消除水肿；其中的维生素和膳食纤维则有助于排出人体内的毒素。

猕猴桃

适用者
- ➔ 便秘者
- ➔ 高血压患者
- ➔ 心血管疾病患者

排毒有效成分
- ➔ 维生素C
- ➔ 膳食纤维

猕猴桃的营养成分表（以100g为例）	
碳水化合物	14.5克
膳食纤维	2.6克
维生素A	22微克
维生素C	65毫克
钙	27毫克
磷	26毫克
钾	144毫克
镁	12毫克

不适用者
- ➔ 肾功能不全者
- ➔ 易腹泻者
- ➔ 胃溃疡患者

功效
- ➔ 促进代谢
- ➔ 美白
- ➔ 预防癌症
- ➔ 保护心血管

性味
性寒，味甘、酸

排毒瘦身原理

❶ 猕猴桃的膳食纤维含量高于一般水果，能润肠通便、避免便秘；也含水溶性维生素，能清除肠道中多余的脂肪与毒素。

❷ 猕猴桃所含的维生素C属强力抗氧化剂，在人体内发挥着清除自由基的作用。

食用效果

❶ 猕猴桃中含精氨酸，可以促进血液循环，预防血栓形成。

❷ 猕猴桃中的维生素C可美白、抗氧化、促进代谢，还能阻断致癌因子亚硝酸胺的形成，预防癌症。

❸ 猕猴桃含钾、镁等成分，能放松血管肌肉，保养心血管，预防高血压。

食用保存

猕猴桃必须软熟才能食用，硬果实可放室温催熟，熟后再冷藏保存，冷藏的保存期限为2～3周。

食用宜忌

❶ 胃溃疡患者宜饭后食用，体质偏寒者宜少吃。

❷ 肾功能不全者或须限制钾食用量的人，皆应向医生咨询。

❸ 猕猴桃性寒，若属于易腹泻体质、手脚冰冷、肠胃虚寒者，则不宜多吃。

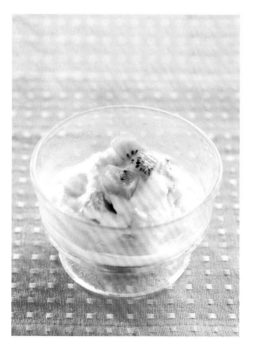

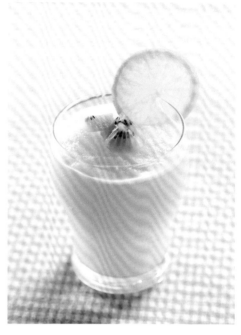

促进消化 + 改善便秘

酸奶猕猴桃冻

2人份

材料：
猕猴桃2个，酸奶200毫升

调味料：
蜂蜜适量

- ● 热量 345.9千卡
- ● 糖类 69.4克
- ● 蛋白质 9.2克
- ● 脂肪 3.5克
- ● 膳食纤维 7.2克

做法：

❶ 猕猴桃洗净，去皮，切丁，放入容器中。

❷ 将酸奶加入，充分搅拌，再放入冰箱冷冻一会儿，即可食用。

❸ 食用前，可依个人喜好加入蜂蜜。

健胃整肠 + 排毒养颜

奶香猕猴桃冰沙

2人份

材料：
猕猴桃2个，柳橙3个，牛奶1杯，冰块适量

- ● 热量 461.4千卡
- ● 糖类 85.5克
- ● 蛋白质 10.5克
- ● 脂肪 8.6克
- ● 膳食纤维 7.2克

做法：

❶ 将猕猴桃洗净，去皮，切块，留适量备用；柳橙洗净，切一片备用，余下的去皮，切块。

❷ 将猕猴桃块、柳橙块放入果汁机中，搅拌约25秒倒入杯中，放入冰箱冷冻至冰沙状，取出放上猕猴桃块和柳橙片即可饮用。

功效解读

猕猴桃中的酶能促进肠胃消化，搭配富含益生菌的酸奶，更能强化消化功能，有助于提升新陈代谢，排出体内毒素，改善便秘。

功效解读

猕猴桃中所含的膳食纤维对改善便秘有不错的功效，还可以促进肠胃蠕动，排毒养颜，增强人体免疫力。

柠檬

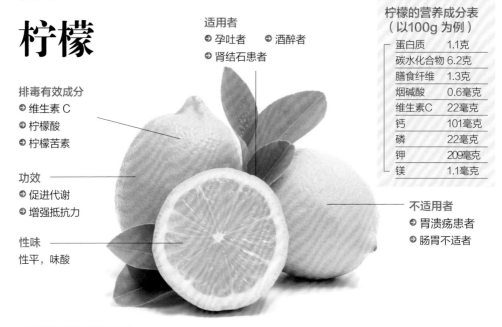

排毒有效成分
◯ 维生素 C
◯ 柠檬酸
◯ 柠檬苦素

功效
◯ 促进代谢
◯ 增强抵抗力

性味
性平，味酸

适用者
◯ 孕吐者　　◯ 酒醉者
◯ 肾结石患者

不适用者
◯ 胃溃疡患者
◯ 肠胃不适者

柠檬的营养成分表
（以100g 为例）

蛋白质	1.1克
碳水化合物	6.2克
膳食纤维	1.3克
烟碱酸	0.6毫克
维生素C	22毫克
钙	101毫克
磷	22毫克
钾	209毫克
镁	1.1毫克

排毒瘦身原理

❶ 柠檬富含维生素C与柠檬酸，可促进循环、排出毒素。长期摄取柠檬，能间接防止体内多余的糖类合成脂肪，并促进肝糖生成、脂肪分解，促进新陈代谢，预防多余脂肪囤积于体内，进而预防肥胖。

❷ 柠檬含有柠檬苦素，能抑制肝脏制造某种蛋白质，减少胆固醇的合成，故能避免胆固醇升高。

食用效果

❶ 柠檬能美白、消除疲劳。柠檬中的维生素C可阻止黑色素沉淀、美白皮肤，维生素C与柠檬酸，能消除疲劳物质，使人神采奕奕。

❷ 柠檬的酸味可以止呕，对于孕吐或其他呕吐都有效，对孕妇具有安胎功能，故有"宜母子"的美名。

❸ 柠檬能预防肾结石，据研究，柠檬酸盐能

阻止肾结石形成，并溶解已成形的结石，使结石减小。

❹ 柠檬具有解酒、防止坏血病、杀菌、治疗风湿病等功效。

食用方法

❶ 维生素C在高温下会被破坏，因此生食比熟食佳。而想减肥者，可长期适量饮用柠檬汁、柠檬水。

❷ 感冒者若想借柠檬加速恢复，可饮热柠檬水；有痰黏稠者，喝加盐的热柠檬水，能咳出浓痰。

食用宜忌

❶ 柠檬含有维生素C，和富含铁的牛肉搭配食用，可提高人体对铁质的吸收，有助于预防贫血、增强体力、促进生长发育。

❷ 柠檬好处虽多，但肠胃不适者、肠胃有溃疡者，要小心柠檬酸刺激肠胃的问题，应慎食或避免食用。

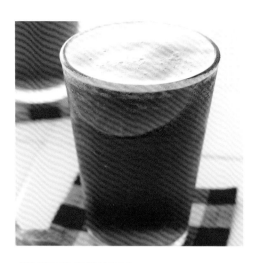

缓解水肿＋排出毒素

泡沫柠檬红茶

1人份

材料：
红茶350毫升，柠檬汁60毫升，柠檬1片

- 热量 176.7千卡
- 糖类 41.1克
- 蛋白质 1.1克
- 脂肪 1.1克
- 膳食纤维 0.2克

调味料：
蜂蜜30毫升，冰块、碎冰各适量

做法：

❶ 取一成品杯，装入适量碎冰备用。

❷ 取一雪克杯，加冰块至杯满，然后加入柠檬汁、蜂蜜，再倒入红茶至九分满。

❸ 盖上雪克杯盖子，摇匀后将杯中饮料倒入成品杯中，再加入柠檬片作为装饰即可。

功效解读

柠檬中的柠檬酸可促进物质代谢，将疲累产生的废物转化、代谢，使人恢复精神；红茶中的咖啡碱和芳香物质会促使尿量增加，有利于排出体内的乳酸、尿酸、过多的盐分等，并缓解心脏病或肾炎造成的水肿。

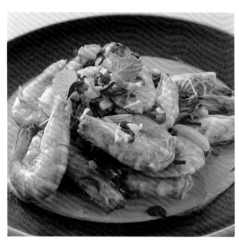

降低胆固醇＋减肥瘦身

酸辣柠檬虾

1人份

材料：
甜虾200克，红辣椒3个，青辣椒2个，柠檬汁2大匙，大蒜10克，薄荷叶适量

- 热量 197.9千卡
- 糖类 10.5克
- 蛋白质 35.6克
- 脂肪 1.4克
- 膳食纤维 6克

调味料：
白醋、鱼露各1大匙，水2大匙，糖1/4小匙

做法：

❶ 将红辣椒、青辣椒洗净，切碎；大蒜剥皮，剁碎；甜虾洗净，沥干备用。

❷ 热锅，加入适量色拉油（分量外），先将甜虾倒入锅中，两面略煎后，盛出备用。

❸ 另热一锅，加入适量色拉油（分量外），放入红辣椒碎、青辣椒碎、大蒜末略炒。

❹ 加入甜虾及所有调味料，以中火炒至汤汁略收，盛盘后放上薄荷叶装饰。

功效解读

虾富含镁，镁对心脏活动具有重要的调节作用，它可减少血液中胆固醇的含量，很好地保护心血管系统，防止动脉硬化；柠檬富含柠檬酸，柠檬酸能有效分解乳酸，使从食物中摄入的糖质和脂质快速转化为能量，避免多余脂肪积聚，进而达到减肥之效。

英文名：Pineapple | 别名：凤梨、黄梨、旺梨 提示：富含粗纤维，去油解腻的"肠胃清道夫"

菠萝

适用者
- 肾炎患者
- 支气管炎患者

菠萝的营养成分表
（以100g为例）

碳水化合物	10.8克
膳食纤维	1.3克
维生素A	3微克
维生素C	18毫克
烟碱酸	0.2毫克
钙	12毫克
铁	0.6毫克
磷	9毫克
钾	113毫克
镁	8毫克

排毒有效成分
- 膳食纤维
- 菠萝蛋白酶

功效
- 生津止渴
- 预防便秘
- 镇定神经

不适用者
- 对菠萝过敏者
- 胃溃疡患者
- 凝血功能障碍者

性味
性平，味酸、甘

排毒瘦身原理

1. 菠萝含膳食纤维，能促进肠道蠕动，避免食物残渣滞留肠道，可带走毒素，彻底清理肠道，预防便秘，故素有"肠胃清道夫"的美名。
2. 菠萝中的菠萝蛋白酶能分解蛋白质，以补充人体内消化酶的不足，促进肉类食物的消化吸收。

食用效果

1. 一般研究证实，菠萝蛋白酶能去除发炎部位的组织蛋白、血凝块，能缓解局部水肿及炎症。
2. 菠萝果肉含有柠檬酸、B族维生素，具有镇静神经、舒缓压力、缓解疲劳的作用。

食用方法

1. 食用菠萝时宜先去皮、除刺，切好片、块后，再浸泡于稀盐水中20～30分钟，避免生物碱、菠萝蛋白酶等刺激成分引发身体过敏。不喜欢盐水的咸味者，可在浸泡完毕后，以冷开水冲净。
2. 菠萝热食、入菜也常见，不过菠萝蛋白酶在高温下易失活，促进消化的功能将降低。

食用禁忌

菠萝的膳食纤维、生物碱、菠萝蛋白酶，都有生理功效，但也具有一定刺激性。消化溃疡患者、凝血功能障碍者及对菠萝过敏者避免食用。过敏者尤其须留意，常见过敏症状为喉咙不适，严重者可能诱发休克。

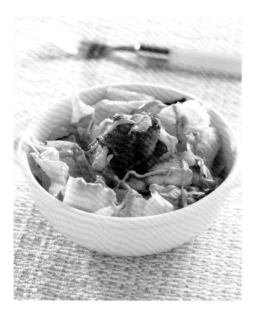

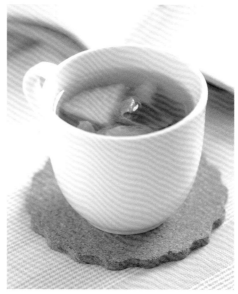

帮助消化 + 减少脂肪堆积

菠萝培根沙拉

2人份

材料:
菠萝、生菜各200克，培根50克

- 热量 486.1千卡
- 糖类 28.5克
- 蛋白质 12.6克
- 脂肪 35.7克
- 膳食纤维 6.2克

调味料:
奶油、橄榄油各1大匙，酒醋1/2大匙，黄芥末酱2小匙，盐、胡椒粉各适量

做法:

 菠萝去皮，切片；生菜洗净，撕小片备用。

② 奶油入锅，煎透菠萝片后，放到生菜上。

③ 热锅煎培根逼油，煎到有些焦香即可起锅，放到生菜上。

④ 将剩余调味料拌匀，淋到做法③的材料上即可。

功效解读

菠萝含对消化有益的酶，能促进肠胃蠕动，加速蛋白质消化，并能消除皮下脂肪，减少脂肪堆积。

减脂瘦身 + 帮助消化

菠萝葡萄茶

1人份

材料:
菠萝60克，葡萄25克

- 热量 89.1千卡
- 糖类 22.9克
- 蛋白质 0.7克
- 脂肪 0.2克
- 膳食纤维 1.0克

调味料:
蜂蜜1大匙

做法:

 菠萝去皮，切块；葡萄去皮和籽，备用。

② 将菠萝块和葡萄放入杯中，倒入沸水冲泡约5分钟，加蜂蜜拌匀即可。

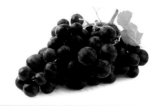

功效解读

菠萝含可帮助蛋白质分解的水解酶，且含丰富膳食纤维，有助促进消化及肠胃蠕动，加速肠道废物排出，达到排毒和减脂的效果。

英文名：Banana	别名：蕉果、蕉子　提示：减肥降压、润肠通便、助消化

香蕉

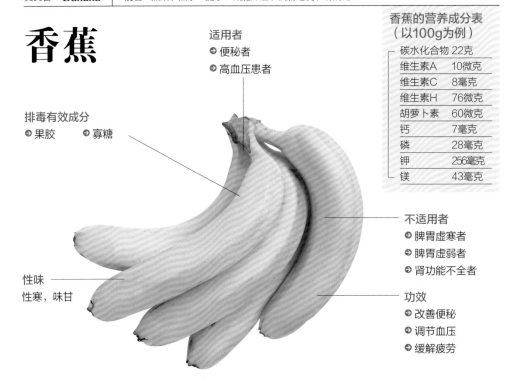

适用者
- 便秘者
- 高血压患者

排毒有效成分
- 果胶　　- 寡糖

性味
性寒，味甘

不适用者
- 脾胃虚寒者
- 脾胃虚弱者
- 肾功能不全者

功效
- 改善便秘
- 调节血压
- 缓解疲劳

香蕉的营养成分表（以100g为例）	
碳水化合物 22克	
维生素A	10微克
维生素C	8毫克
维生素H	76微克
胡萝卜素	60微克
钙	7毫克
磷	28毫克
钾	256毫克
镁	43毫克

排毒瘦身原理

1. 香蕉含有果胶，能促进胆固醇排出体外，降低血脂。
2. 香蕉富含寡糖，寡糖有类似果胶的效果，可强化香蕉消除脂肪的能力。此外，寡糖能增强肠道的排便功能，有效预防便秘。

食用效果

1. 香蕉中所含的5-羟色胺能修复胃壁，促进胃黏膜生长，增强胃壁的抗酸能力，也能预防胃溃疡。
2. 香蕉含钾，有调节血压的效果，而其含有的类黄酮、烟碱酸等成分则能促使血管正常扩张，防治高血压。
3. 香蕉所含的维生素B_2、柠檬酸能加强乳酸等疲劳物质的代谢，使精神及身体能更快恢复。

保存方法

1. 香蕉果肉在空气中会因酶催化变成褐色，为了维持美观，在果肉上滴柳橙汁或柠檬汁，可预防变色。
2. 香蕉不宜存放于太冷或太热的环境，适合的保存温度是10～25℃，平时应放置在阴凉处，不宜冷藏。

食用禁忌

1. 香蕉中钾的含量较高，肾功能不全者、服用心血管药的患者，应先咨询医生，控制食用量。
2. 香蕉性寒，脾胃虚寒、脾胃虚弱者或肾功能不全者不宜空腹吃香蕉。

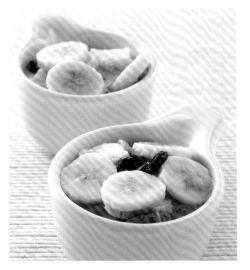

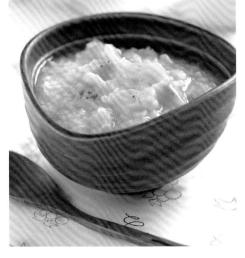

通便清肠 + 降低胆固醇

香蕉布丁

4人份

材料：
香蕉1根，吐司3片，牛奶200毫升，鸡蛋4个，鲜奶油100克，葡萄干适量

- 热量 1027.4千卡
- 糖类 97.3克
- 蛋白质 37.0克
- 脂肪 54.4克
- 膳食纤维 3.5克

调味料：
白糖20克，香草精1/4小匙

做法：

❶ 吐司去边，切块；香蕉去皮，切薄片。

❷ 锅中加入牛奶、鲜奶油、白糖，以小火煮溶化后放凉。

❸ 鸡蛋打散，过滤后和做法❷的材料、香草精拌匀，再过滤成布丁液。

❹ 将做法❸的材料倒入杯中，放上做法❶的材料、葡萄干，放入预热200℃的烤箱，烤约20分钟即可。

功效解读

　　香蕉所含的果胶能促进肠胃蠕动，使排便顺畅，从而增加胆固醇的排泄，并能吸附肠道内的细菌和毒素。

改善便秘 + 健胃护肠

香蕉糯米粥

2人份

材料：
香蕉2根，糯米80克

- 热量 709.3千卡
- 糖类 172.2克
- 蛋白质 11.9克
- 脂肪 1.2克
- 膳食纤维 7.0克

调味料：
冰糖15克

做法：

❶ 香蕉去皮，切小块。

❷ 糯米洗净，放入锅中加入清水熬煮成粥。

❸ 放入香蕉块，再加冰糖，以小火煮化即可。

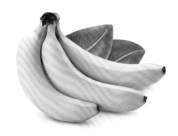

功效解读

　　香蕉中的膳食纤维可以让肠胃保持正常运作，减少胃部不适，有助于排便顺畅，可预防便秘，也能带来饱腹感。

樱桃

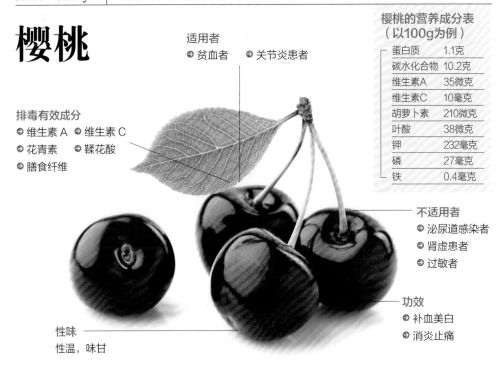

适用者
- 贫血者
- 关节炎患者

排毒有效成分
- 维生素 A
- 维生素 C
- 花青素
- 鞣花酸
- 膳食纤维

不适用者
- 泌尿道感染者
- 肾虚患者
- 过敏者

功效
- 补血美白
- 消炎止痛

性味
性温，味甘

樱桃的营养成分表（以100g为例）

蛋白质	1.1克
碳水化合物	10.2克
维生素A	35微克
维生素C	10毫克
胡萝卜素	210微克
叶酸	38微克
钾	232毫克
磷	27毫克
铁	0.4毫克

排毒瘦身原理

1. 樱桃属性温和，营养成分种类多，包括维生素A、维生素C、花青素、鞣花酸等，可促进新陈代谢，有助于排毒瘦身，是减重食谱中的"常客"。
2. 樱桃中的膳食纤维能刺激肠胃蠕动，有助于排便。

食用效果

1. 樱桃中含有维生素A、维生素C、褪黑素，这些成分能美白淡斑、防止黑色素沉着。褪黑素有助于睡眠，能提升睡眠品质。晚间食用樱桃，有益睡眠和美白。
2. 樱桃中的维生素A、维生素C、花青素、鞣花酸、类黄酮素等都是经证实有效的抗氧化成分。
3. 樱桃中的花青素能消炎止痛，针对关节炎、痛风等，温经止痛的效果最显著。
4. 樱桃铁质含量丰富，有益于造血、改善贫血，是女性生理期的"好朋友"。

保存方法

新鲜樱桃保存时，要留意勿重压，建议冷藏。洗净后尽早食用，以免出水腐坏，缩短保质期。

食用禁忌

1. 过敏者须避免食用樱桃，以免出现过敏症状。
2. 樱桃性温，过量食用会引起上火症状，如流鼻血、便秘等。
3. 罐装樱桃、罐装樱桃汁须注意添加剂的问题，摄取过多，不利于健康。
4. 泌尿道感染者、肾虚患者不宜食用樱桃。

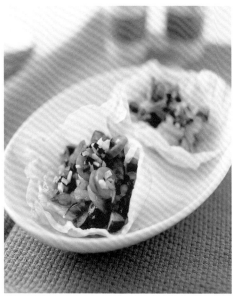

降低胆固醇＋增强免疫力

樱桃虾仁沙拉

2人份

材料：
樱桃100克，虾仁60克，
莴苣4片，大蒜4瓣，青辣
椒1/2个

- 热量 162.4千卡
- 糖类 32.9克
- 蛋白质 8.4克
- 脂肪 0.7克
- 膳食纤维 1.8克

调味料：
果醋2大匙

做法：

1. 将所有材料洗净，樱桃去核，切丁；虾仁
   去肠泥，切丁，氽烫后以冷水冲凉；大
   蒜、青辣椒切末，和果醋调匀成酱汁。

2. 虾仁丁和樱桃丁放入碗中拌匀，铺在莴苣
   上，均匀淋上酱汁即可食用。

功效解读

　　虾仁含牛磺酸，有助于降低血液中的胆
固醇，并强化肝脏的排毒作用；樱桃含丰富
的维生素 A 和维生素 C，可增强免疫力。

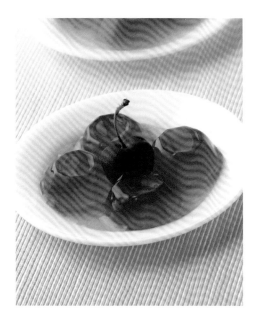

排出毒素＋润泽肌肤

冰镇水晶樱桃冻

2人份

材料：
樱桃4颗，冷开水1/4杯，
樱桃汁、热开水各1杯，明
胶粉1大匙

- 热量 202.2千卡
- 糖类 49.4克
- 蛋白质 0.4克
- 脂肪 0.3克
- 膳食纤维 0.3克

调味料：
白糖1大匙

做法：

1. 明胶粉先用冷开水冲开，再倒入热水，使
   其完全溶解。

2. 将白糖和樱桃汁倒入做法❶的材料，拌
   匀后倒入模具。待凉，移入冰箱冷藏至
   定型。

3. 食用前取出模具，倒扣出樱桃冻，再摆上
   洗净的樱桃即可。

功效解读

　　樱桃含有的维生素 A、维生素 C、花青
素、鞣花酸等，都能有效排出体内毒素，润
泽肌肤。

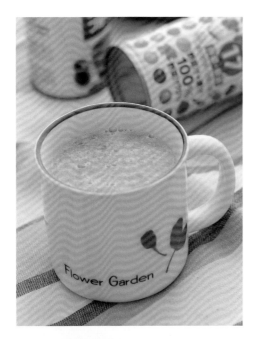

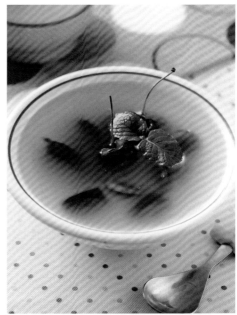

缓解便秘 + 促进代谢

樱桃香橙汁

1 人份

材料：
樱桃100克，柳橙1个，柠檬汁2小匙

● 热量 161.7千卡
● 糖类 36.8克
● 蛋白质 2.1克
● 脂肪 1.8克
● 膳食纤维 6.1克

做法：

❶ 樱桃洗净，去掉果核与果柄，备用。

❷ 将柳橙去皮，去掉果皮及里层的白色部分，去核，切块。

❸ 将樱桃和柳橙块放入果汁机中，加入柠檬汁混合，打成果汁即可。

美白养颜 + 清除自由基

粉红樱桃露

1 人份

材料：
樱桃40克，薄荷叶2片

● 热量 66.9千卡
● 糖类 17.1克
● 蛋白质 0.4克
● 脂肪 0.2克
● 膳食纤维 0.6克

调味料：
冰糖2小匙

做法：

❶ 将樱桃洗净，去果核与果柄，切块放入锅中，加入适量清水。

❷ 大火煮沸后转小火，煮至樱桃柔软后，以冰糖调味，再煮5分钟，装碗时放2片薄荷叶作为点缀即可。

功效解读

　　樱桃及柳橙皆富含膳食纤维，能刺激肠胃蠕动，有助于排便，可减少体内有毒物的堆积。维生素 A、维生素 C 有益于促进新陈代谢。

功效解读

　　樱桃中的维生素 A、维生素 C 有美白、淡斑、养颜之效，还能清除自由基，协助排出毒素；其所含的褪黑素有助于促进睡眠，能提升睡眠品质。

第三章
高纤蔬菜类食材

　　叶菜类的热量、脂肪含量本来就低，加上膳食纤维又能清理肠壁，抑制脂肪被小肠吸收，所以具有排毒、减脂的能力。

　　此外，叶菜类中的维生素、矿物质，不仅种类多，含量也丰富，能促进人体的新陈代谢。代谢一旦活跃起来，则可以更快、更有效率地清除废物。不必总是忍饥耐饿、节食瘦身。

　　叶菜类还能解决扰人的宿便问题，促进肠胃蠕动，预防便秘。多项优点集于一身，高纤蔬菜是排毒菜单中不可或缺的重要成员。

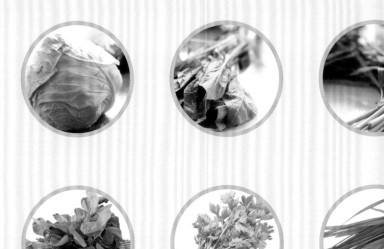

| 英文名：Cabbage | 别名：卷心菜、包菜、洋白菜、甘蓝 | 提示：天然健胃菜，增加饱腹感、强化肠胃 |

圆白菜

适用者
◉ 轻微肠胃溃疡患者

排毒有效成分
◉ 膳食纤维
◉ 维生素 C

不适用者
◉ 甲状腺功能低下者

圆白菜的营养成分表 （以100g为例）	
蛋白质	1.5克
膳食纤维	1克
维生素A	12微克
维生素C	40毫克
烟碱酸	0.4毫克
锰	0.18毫克
钾	124毫克
钙	49毫克
磷	26毫克

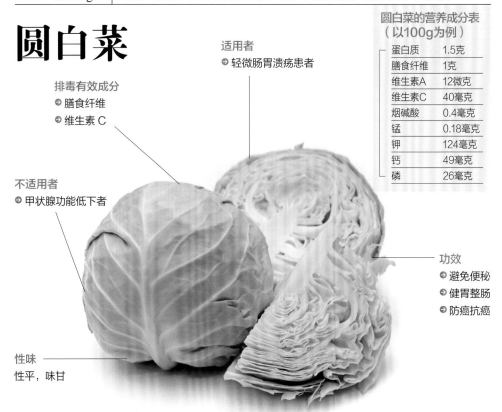

功效
◉ 避免便秘
◉ 健胃整肠
◉ 防癌抗癌

性味
性平，味甘

排毒瘦身原理

❶ 圆白菜低卡高纤，又可护肠胃，常在餐前食用，能增加饱腹感，避免主食的热量摄取过多，甚至有人偶尔把其当作主食。

❷ 圆白菜中的维生素C含量与柑橘类相当，有助于促进新陈代谢，消除多余脂肪。

❸ 圆白菜中的膳食纤维能减少身体对胆固醇的吸收，降低肥胖概率。另外，其中的丙醇二酸成分亦能抑制糖类转化成脂肪。

食用效果

❶ 圆白菜能强健肠胃，其中的维生素U能防治肠胃溃疡，修复受损的组织，促进肠胃新陈代谢。只要不是严重的肠胃溃疡患者，都能以圆白菜来保健肠胃。

❷ 圆白菜含有的异硫氰、多酚化合物、类黄酮能预防胃癌、结肠癌。

食用方法

❶ 圆白菜的外叶容易残留农药，清洗时最好摘除外侧的叶子，在水中浸泡5分钟后，再以流水清洗。

❷ 圆白菜耐煮，是火锅料理中的常客。虽然美味，但减肥者应注意火锅料理的高热量问题。

食用禁忌

甲状腺功能低下者，不宜摄取过多圆白菜，否则会抑制碘的吸收、升高甲状腺素水平。

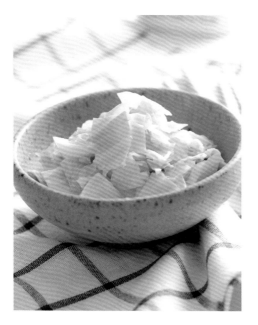

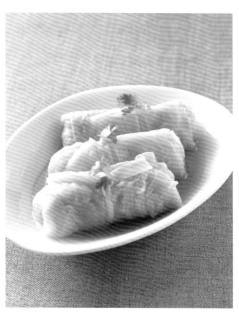

可口泡菜

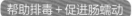
帮助排毒 + 促进肠蠕动

2 人份

材料：
圆白菜400克

调味料：
糯米醋2大匙，盐1小匙

- 热量 105.4千卡
- 糖类 18.8克
- 蛋白质 4.8克
- 脂肪 1.2克
- 膳食纤维 5.2克

做法：

❶ 圆白菜洗净，切小块，撒上盐（分量外）稍抓，静置10分钟，出水后洗掉盐分，沥干水分，备用。

❷ 将糯米醋加入做法❶材料中拌匀，冷藏10分钟后，即可食用。

功效解读

　　圆白菜中特有的维生素 U 可以促进肠胃的新陈代谢；其所含丰富的 B 族维生素、维生素 C 和膳食纤维能促进肠道蠕动，帮助排毒。

豆腐圆白菜卷

整肠通便 + 促进代谢

2 人份

材料：
鸡肉末150克，葱2根，圆白菜叶4片，豆腐1块，鸡蛋1个，香菜叶适量

- 热量 395.9千卡
- 糖类 11.1克
- 蛋白质 44.0克
- 脂肪 19.5克
- 膳食纤维 2.2克

调味料：
盐1/4小匙，淀粉1小匙

做法：

❶ 豆腐压扁去水；圆白菜叶洗净，烫熟；葱洗净，切末。

❷ 将豆腐末、葱末和鸡蛋、鸡肉末、盐、淀粉搅拌至呈黏稠状，作为内馅。

❸ 摊开圆白菜叶，包入内馅，卷起后用牙签固定；放入蒸锅蒸15分钟至熟，装盘时放香菜叶作为点缀即可。

功效解读

　　圆白菜营养丰富，含有膳食纤维，具有整肠之效，可促进新陈代谢、帮助排便，避免有害物质堆积。

红凤菜

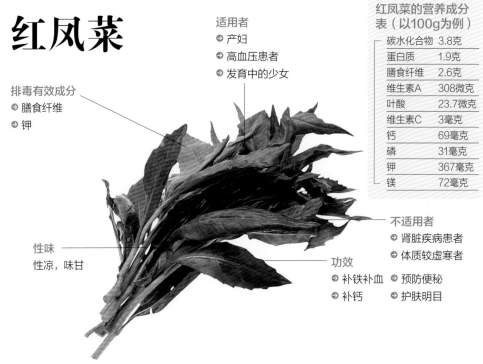

适用者
➲ 产妇
➲ 高血压患者
➲ 发育中的少女

排毒有效成分
➲ 膳食纤维
➲ 钾

性味
性凉，味甘

红凤菜的营养成分表（以100g为例）	
碳水化合物	3.8克
蛋白质	1.9克
膳食纤维	2.6克
维生素A	308微克
叶酸	23.7微克
维生素C	3毫克
钙	69毫克
磷	31毫克
钾	367毫克
镁	72毫克

不适用者
➲ 肾脏疾病患者
➲ 体质较虚寒者

功效
➲ 补铁补血　➲ 预防便秘
➲ 补钙　➲ 护肤明目

排毒瘦身原理

❶ 红凤菜是低卡食物，每100克热量仅12千卡，不易致胖。其又含膳食纤维，有助于预防便秘、减少热量摄入。

❷ 红凤菜含钾量高，有助于排出多余水分、避免水肿，帮助水分代谢，让体态看起来更轻盈纤瘦。

食用效果

❶ 红凤菜又称补血菜，不只是因为它的颜色，也因为含有高量铁质，能帮助产后妇女、发育中少女、痛经女性补充铁质，促进造血。

❷ 红凤菜对发育中的少女特别有益，其不只铁含量高，钙、镁与抗氧化成分的含量都高，是发育中少女很好的营养来源。

❸ 红凤菜的维生素A含量很高，蔬果类中仅

次于胡萝卜，具有很强的抗氧化功能，也能护肤、明目。

食用保存

❶ 红凤菜清洗后，用半湿的纸包起来，置于冰箱冷藏，可保存3～5天。

❷ 红凤菜中的维生素A属于脂溶性维生素，所以热炒最能增强其效果。

❸ 红凤菜的属性偏凉，烹调时可加入大蒜、姜，以平衡其凉性。

❹ 香油中的维生素E，可和红凤菜中的维生素A、维生素C搭配，发挥抗癌最佳作用。

食用禁忌

❶ 有肾脏疾病者，宜留意摄食量，以免摄入过多的钾，影响健康。

❷ 体质较虚寒者，宜留意摄取量，并避免傍晚后大量食用。

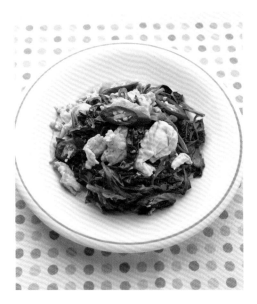

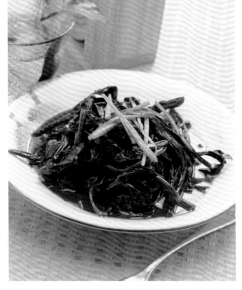

红凤菜炒蛋

材料：

红凤菜300克，鸡蛋2个，
大蒜4瓣，辣椒1/2个

- 热量 404.8千卡
- 糖类 16.5克
- 蛋白质 20.2克
- 脂肪 28.7克
- 膳食纤维 9.3克

调味料：

橄榄油1大匙，盐$1\frac{1}{2}$小匙，
白糖1小匙

做法：

① 红凤菜洗净，取叶；大蒜剥皮，切末；辣椒切片；鸡蛋打散。

② 热锅加1小匙橄榄油，将蛋液炒开，盛盘。

③ 用剩余的油热锅，炒香大蒜末、辣椒片，加红凤菜、盐、白糖炒熟，再加入炒好的鸡蛋，拌匀即可起锅。

功效解读

　　红凤菜钾含量高，能帮助多余水分的排出、避免水肿。水肿型肥胖的人多吃，可协助减重。

清炒红凤菜

材料：

红凤菜200克，姜2片，水
1/4杯

- 热量 138千卡
- 糖类 7.4克
- 蛋白质 3.8克
- 脂肪 11.1克
- 膳食纤维 6.2克

调味料：

食用油2小匙，盐1/4小匙

做法：

① 材料洗净。红凤菜切除老梗；姜片切丝。

② 食用油倒入锅中烧热，爆香姜丝，加入红凤菜和水炒熟。

③ 加盐调匀即可。

功效解读

　　红凤菜的维生素 A 含量高，具抗氧化功效，能减少自由基毒素对身体的伤害；其铁质含量也丰富，对贫血体质的人有助益。

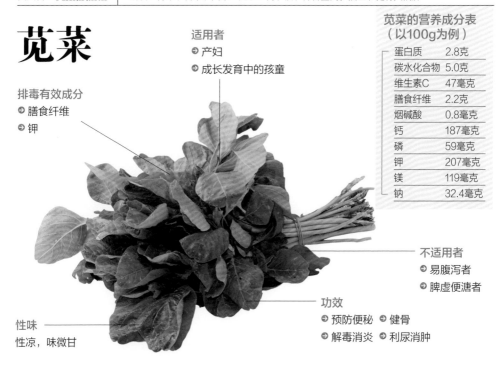

| 英文名：Amaranth | 别名：荇菜、杏菜、茵菜 | 提示：钙、铁、钾含量高，活血、健骨又消肿 |

苋菜

适用者
- 产妇
- 成长发育中的孩童

排毒有效成分
- 膳食纤维
- 钾

苋菜的营养成分表（以100g为例）

蛋白质	2.8克
碳水化合物	5.0克
维生素C	47毫克
膳食纤维	2.2克
烟碱酸	0.8毫克
钙	187毫克
磷	59毫克
钾	207毫克
镁	119毫克
钠	32.4毫克

不适用者
- 易腹泻者
- 脾虚便溏者

功效
- 预防便秘
- 健骨
- 解毒消炎
- 利尿消肿

性味
性凉，味微甘

排毒瘦身原理

1. 每100克苋菜的热量仅30千卡，膳食纤维有2.2克，纤维柔软，低卡高纤，是能通肠排毒的减肥佳蔬。
2. 苋菜的钾含量高，能利尿排毒、消除水肿，可促进体内水分代谢，使体态看来更轻盈。

食用效果

1. 苋菜富含铁、钙、维生素K，有优良的活血、造血、补血、凝血功能。人们视苋菜为"补血佳蔬"，故得美名"长寿菜"。
2. 苋菜含有丰富的钙，能强健骨骼与牙齿，又有高浓度的赖氨酸，可弥补谷物氨基酸的缺陷，是促进婴幼儿和青少年生长发育的优良食物。

3. 苋菜中的维生素A、维生素C是优良的抗氧化剂。

食用保存

1. 处理苋菜时先切除根部，泡水3～5分钟后以流水洗净，入冰箱冷藏，可保存3～5天。
2. 苋菜所含的纤维柔韧，生食、凉拌、热炒、做成羹汤皆宜。
3. 烹调苋菜时，可选择搭配含铜量丰富的虾仁、豆腐等食材，以增加苋菜中铁质的吸收率。

食用禁忌

苋菜属性较寒，易腹泻、体质较虚寒、脾虚便溏的人，食用量应谨慎对待，以免加重不适。

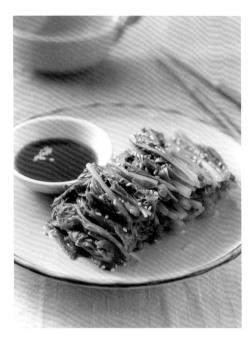

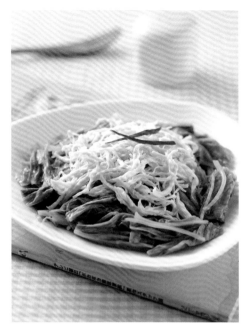

预防贫血 + 通便排毒

凉拌苋菜

 2人份

材料:
苋菜400克,白芝麻20克

调味料:
醋1大匙,白糖2小匙,低盐酱油1小匙

- 热量 253.1千卡
- 糖类 27.1克
- 蛋白质 16.2克
- 脂肪 11.9克
- 膳食纤维 12.2克

做法:

❶ 苋菜洗净,去硬梗,切段,汆烫后备用。

❷ 将调味料混合拌匀成凉拌酱备用。

❸ 苋菜装盘,撒上白芝麻,食用前淋上凉拌酱即可。

利尿消肿 + 通肠排毒

香油拌苋菜鸡丝

材料:
苋菜300克,姜泥10克,鸡肉丝100克,红辣椒1个

2人份

调味料:
酱油1小匙,胡椒粉、香油各适量

- 热量 168.3千卡
- 糖类 9.1克
- 蛋白质 32克
- 脂肪 1.3克
- 膳食纤维 7.8克

做法:

❶ 苋菜洗净,切段,放入沸水中烫熟捞出;续放鸡肉丝烫熟捞出;红辣椒洗净,切丝。

❷ 将姜泥和调味料混合均匀,倒入鸡丝中,再加入红辣椒丝拌匀即可。

功效解读

苋菜富含膳食纤维,可以促进胃肠道蠕动,能预防和缓解便秘。其含量丰富的铁,可预防和改善缺铁性贫血,增强抵抗力。

功效解读

苋菜是能通肠排毒的减肥佳蔬,钾的含量丰富,能利尿排毒、消除水肿,帮助体内水分代谢,使体态看起来更轻盈。

芹菜

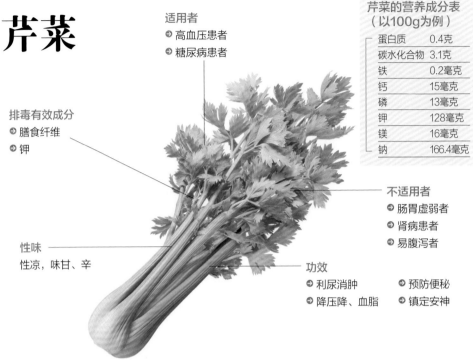

适用者
- ⊃ 高血压患者
- ⊃ 糖尿病患者

排毒有效成分
- ⊃ 膳食纤维
- ⊃ 钾

性味
性凉，味甘、辛

芹菜的营养成分表（以100g为例）	
蛋白质	0.4克
碳水化合物	3.1克
铁	0.2毫克
钙	15毫克
磷	13毫克
钾	128毫克
镁	16毫克
钠	166.4毫克

不适用者
- ⊃ 肠胃虚弱者
- ⊃ 肾病患者
- ⊃ 易腹泻者

功效
- ⊃ 利尿消肿
- ⊃ 降压降、血脂
- ⊃ 预防便秘
- ⊃ 镇定安神

排毒瘦身原理

1. 芹菜所含的膳食纤维较粗，对肠胃的刺激较大，清肠效果也更强，可有效预防便秘。
2. 芹菜中的钾含量高，能排出体内多余水分，利尿效果优越，有助于排出尿酸等物质，也能预防组织水肿，使身体更显轻盈。
3. 芹菜有减肥效果，因为人体消化芹菜所需的热量比芹菜带给人体的热量多。也就是说，消化完芹菜，人体热量反而比进食前低，是所谓能"越吃越瘦"的食物。

食用效果

1. 芹菜的香味中有精油，能镇静情绪。若以热油快炒食用，更能吸收此成分，强化镇静的效果。
2. 芹菜含钾及其他多种矿物质，能强化血管韧性、防止血管破裂，并能促进毛细血管

的循环代谢，可降血压、血脂，保护心血管。
3. 芹菜的根茎含有丰富的钾和膳食纤维，有整肠、缓解便秘、降低胆固醇和维持血压正常等功效。

食用方法

芹菜的叶比茎更有营养，建议一起入菜。芹菜生食、凉拌、热炒、煮汤皆宜，热油快炒能强化镇静效果，榨汁时用则对糖尿病患者有疗效。

食用禁忌

1. 芹菜性凉，凡体质较寒者、易腹泻者、肾病患者，宜控制食用量。
2. 芹菜的纤维较粗，肠胃功能弱或溃疡者，应少食或勿食。

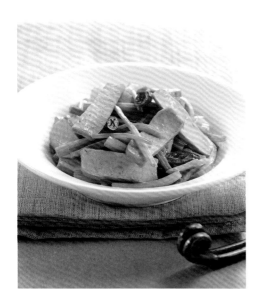
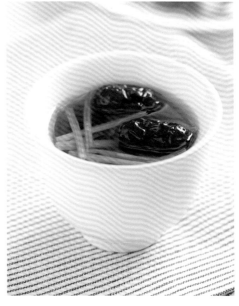

芹菜炒豆干

2
人份

材料：
芹菜100克，豆干4块，大蒜3瓣，红辣椒1个

调味料：
橄榄油2小匙，米酒、香油各1小匙，盐、白糖各1/2小匙，水1大匙，食用油适量

● 热量 359.2千卡
● 糖类 13.3克
● 蛋白质 20.3克
● 脂肪 25.0克
● 膳食纤维 3.8克

做法：
❶ 材料洗净。芹菜去硬梗切小段；豆干切薄片；红辣椒切末；大蒜剥皮，切末。
❷ 热油锅，炒香大蒜末、红辣椒末和豆干。
❸ 加入芹菜段和剩余调味料，拌炒均匀即可。

功效解读
　　芹菜除了本身的营养价值，其膳食纤维可促进排便；芹菜汁则具有杀菌功能，且其热量很低，非常适合欲控制体重者饮用。

芹香红枣茶

1
人份

材料：
红枣20克，芹菜150克

● 热量 151.5千卡
● 糖类 34.3克
● 蛋白质 3.0克
● 脂肪 0.6克
● 膳食纤维 6.3克

做法：
❶ 芹菜洗净，切段。
❷ 在锅中放适量清水，将芹菜段与红枣一起放入，煎煮成茶饮即可饮用。

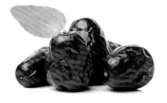

功效解读
　　芹菜所含膳食纤维的纤维质较粗，对肠胃的刺激较大，可顺利排出体内毒素，还能产生饱腹感，有利于体重的管理。

韭菜

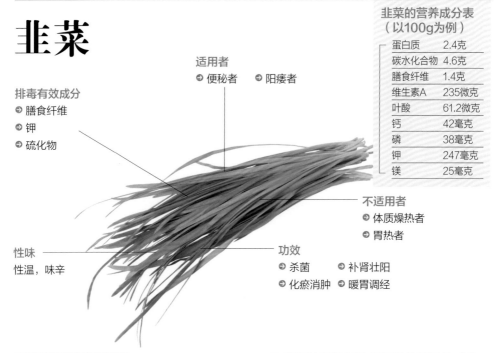

适用者
- ◎ 便秘者　◎ 阳痿者

排毒有效成分
- ◎ 膳食纤维
- ◎ 钾
- ◎ 硫化物

性味
性温，味辛

不适用者
- ◎ 体质燥热者
- ◎ 胃热者

功效
- ◎ 杀菌　◎ 补肾壮阳
- ◎ 化瘀消肿　◎ 暖胃调经

韭菜的营养成分表（以100g为例）

蛋白质	2.4克
碳水化合物	4.6克
膳食纤维	1.4克
维生素A	235微克
叶酸	61.2微克
钙	42毫克
磷	38毫克
钾	247毫克
镁	25毫克

排毒瘦身原理

1. 韭菜是低卡高纤、富含钾的食物，有利于减肥者减少热量的摄取，增加饱腹感，钾也能帮助排出体内过多水分，减少水肿的发生，使体态看起来更轻盈。

2. 韭菜含硫化物成分，能降低血脂，降低肥胖的概率。韭菜的硫化物可促进血液循环，有助于提升代谢率。

食用效果

1. 韭菜又有个响亮的别名叫"壮阳草"，现代人又称其为"植物性威尔刚"，因为它的锌含量较高，能辅助治疗阳痿、补肾壮阳，提高性功能。

2. 韭菜可行气活血、化瘀消肿，能清除旧血、促进血液循环。怕冷、血压低的人，吃韭菜能暖胃、帮助血液循环。韭菜也能使女性生理期更为顺畅。

3. 韭菜的刺激气味是挥发性精油的成分，挥发油中含硫化物硫化丙烯，能杀菌、增进食欲，并能促进人体的新陈代谢。

4. 韭菜能强化黑色素的功能，可辅助治疗白斑，可使头发更乌黑亮丽。

食用保存

1. 韭菜可入菜、作馅、榨汁等，韭菜盒子、韭菜水饺都是人们熟悉的食物。

2. 韭菜宜在洗净之后，以干净纸张包起，放入密封塑料袋，以冰箱冷藏，保存时间是3天左右。

食用宜忌

1. 体质燥热者、胃热者不宜食用太多韭菜，以免上火。体虚体寒者食用可帮助行气活血，但需注意别一次食用太多。

2. 酒后不宜食用韭菜，以免过于燥热。

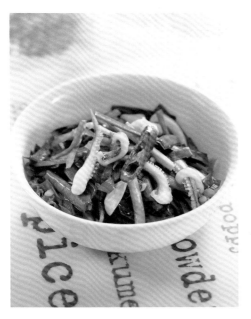

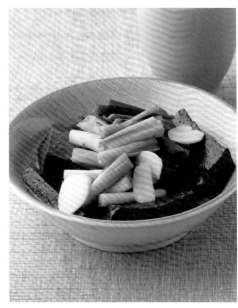

排毒生肌 + 补肾温阳

韭菜炒墨鱼

材料：
韭菜150克，墨鱼70克，大蒜3瓣，辣椒半个

● 热量 190.8千卡
● 糖类 8.1克
● 蛋白质 14.8克
● 脂肪 11.0克
● 膳食纤维 3.6克

调味料：
橄榄油、米酒各2小匙，盐1/2小匙

做法：

❶ 韭菜洗净，切段；大蒜剥皮，切碎；辣椒洗净，切圈。

❷ 墨鱼切成条状，用沸水略烫。

❸ 热油锅，炒香大蒜末，加墨鱼条、韭菜段、米酒、辣椒圈和盐，以大火炒熟即可。

功效解读

　　韭菜特有的硫化物成分可促进消化酶的分泌，进而增进食欲。怕冷且血压偏低者，吃韭菜可暖胃，并有助于排出毒素。

帮助消化 + 中和毒素

韭香猪血

材料：
韭菜120克，大蒜2瓣，猪血块100克

● 热量 144.6千卡
● 糖类 5.2克
● 蛋白质 5.5克
● 脂肪 11.3克
● 膳食纤维 2.9克

调味料：
橄榄油2小匙，盐1/4小匙，酱油1小匙

做法：

❶ 材料洗净。猪血块切成小块；韭菜切小段；大蒜剥皮，切片。

❷ 热油锅，爆香大蒜片，加入韭菜段炒香，再加猪血块、盐和酱油炒匀。

❸ 盖上锅盖，转中火焖3分钟，即可熄火起锅。

功效解读

　　韭菜中的膳食纤维可帮助肠胃正常蠕动，利于消化和排便，并可预防便秘和大肠癌，在体内解毒和减肥方面功效显著。

| 英文名：Spinach | 别名：菠菱菜、飞龙菜、红根菜 | 提示：高纤、低卡，润肠通便又能补血 |

菠菜

排毒有效成分
- ➲ 膳食纤维 ➲ 钾
- ➲ 胰蛋白酶

适用者
- ➲ 便秘者 ➲ 贫血者

功效
- ➲ 预防贫血
- ➲ 润肠通便
- ➲ 降压降糖
- ➲ 防癌抗癌

性味
性凉，味甘

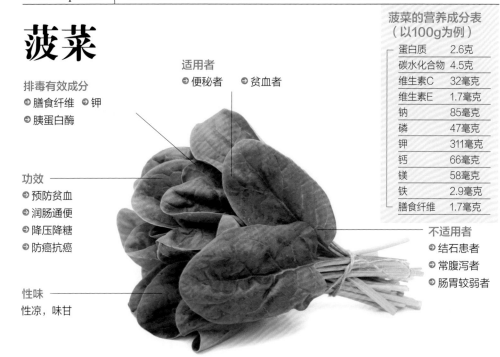

菠菜的营养成分表（以100g为例）	
蛋白质	2.6克
碳水化合物	4.5克
维生素C	32毫克
维生素E	1.7毫克
钠	85毫克
磷	47毫克
钾	311毫克
钙	66毫克
镁	58毫克
铁	2.9毫克
膳食纤维	1.7毫克

不适用者
- ➲ 结石患者
- ➲ 常腹泻者
- ➲ 肠胃较弱者

排毒瘦身原理

① 菠菜的膳食纤维含量多，每100克中有1.7克；热量也低，每100克仅含28千卡，是能排毒瘦身的食物。

② 菠菜中钾的含量高，可以减少体内水分滞留，能利尿、避免水肿。

③ 菠菜中有含一种胰蛋白酶，可帮助消化，有助于润滑肠道，可预防便秘。

食用效果

① 菠菜含有造血的原料——铁，含量比其他蔬菜来得高，其中的维生素C能加强铁质的吸收，因此是补血、预防贫血的佳蔬。

② 菠菜含大量β-胡萝卜素、铬，能控制血糖，也能减轻血管硬化的情况；膳食纤维及矿物质有助于控制血压。

③ 菠菜含维生素A、B族维生素、β-胡萝卜素，能预防夜盲症、口角炎、皮肤炎。

④ 据研究显示，菠菜强大的抗氧化功能可有效预防肺癌、肝癌和皮肤癌。

食用方法

① 菠菜打成汁饮用，对夜盲症的防治效果更佳；若以热油快炒，则有利于β-胡萝卜素的吸收。

② 菠菜先烫过，再炒或凉拌，能去除大部分的草酸。

食用禁忌

① 菠菜含草酸，与钙"相通"，容易形成草酸钙，结石患者应避免食用菠菜。

② 菠菜应避免与杏仁、可可、坚果类、茶类等含草酸盐的食物同食，以免增加患结石病的风险。

③ 菠菜性凉，常腹泻者或肠胃较弱者，不宜过多食用。

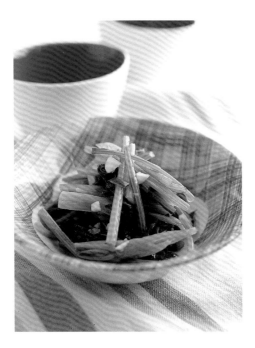

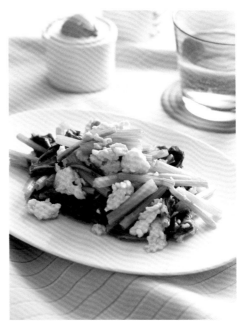

 调理肠胃 + 增强抵抗力

蒜香菠菜

2 人份

材料:
菠菜400克,大蒜1头

调味料:
酱油、盐各1小匙,香油适量

- 热量 176.2千卡
- 糖类 12克
- 蛋白质 8.4克
- 脂肪 12克
- 膳食纤维 9.6克

做法:

❶ 菠菜洗净,去掉根部,切长段;大蒜剥皮,切末,备用。

❷ 热锅加水,加适量盐,水沸后将菠菜烫熟捞起,沥干水分盛盘备用。

❸ 将调味料和大蒜末拌匀,淋到烫熟的菠菜上即可。

功效解读

菠菜营养丰富,能增强免疫力、补血抗老。此外,其所含的膳食纤维具有调理肠胃、预防大肠癌的功效。

改善便秘 + 帮助减重

菠菜炒蛋

1 人份

材料:
鸡蛋1个,菠菜60克

调味料:
盐1小匙,食用油适量

- 热量 84.2千卡
- 糖类 2.0克
- 蛋白质 7.3克
- 脂肪 5.3克
- 膳食纤维 1.4克

做法:

❶ 菠菜洗净,切成小段。

❷ 鸡蛋打散,倒入热油锅中炒成蛋块。

❸ 将菠菜段放入炒蛋的锅中一起拌炒,加盐调味即可盛盘。

功效解读

菠菜富含铁质,能促进内脏的血液循环,其所含的 β - 胡萝卜素和维生素 A 可发挥保护肠胃黏膜的作用,改善便秘、帮助减重。

空心菜

适用者
➲ 产妇
➲ 高血压患者

排毒有效成分
➲ 膳食纤维
➲ 维生素C
➲ 钾
➲ 烟碱酸

性味
性凉，味甘

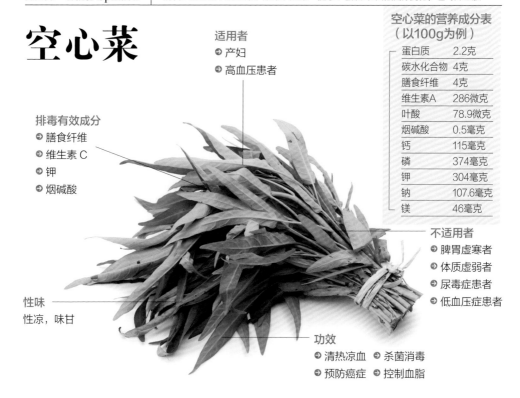

空心菜的营养成分表
（以100g为例）

蛋白质	2.2克
碳水化合物	4克
膳食纤维	4克
维生素A	286微克
叶酸	78.9微克
烟碱酸	0.5毫克
钙	115毫克
磷	374毫克
钾	304毫克
钠	107.6毫克
镁	46毫克

不适用者
➲ 脾胃虚寒者
➲ 体质虚弱者
➲ 尿毒症患者
➲ 低血压症患者

功效
➲ 清热凉血　➲ 杀菌消毒
➲ 预防癌症　➲ 控制血脂

排毒瘦身原理

❶ 空心菜是低卡食物，每100克仅含11千卡热量；且其富含膳食纤维，能增加饱腹感，减少热量的摄取，并帮助排便、预防便秘。

❷ 空心菜含钾量高，能帮助排出体内多余水分、避免水肿，使人看起来更苗条。

❸ 空心菜含有的维生素C、烟碱酸能促进胆固醇、甘油三酯的代谢，有助于将血脂顺利排出体外。

食用效果

❶ 空心菜中的膳食纤维，包含木质素与果胶，木质素能提升巨噬细胞吞食细菌的能力；果胶则能吸附毒素，并将其排出体外。所以空心菜有杀菌消炎的功效。

❷ 空心菜含有钾、氯等调节酸碱平衡的元素，能调整肠道的酸碱环境，保持肠道内菌群的平衡，清理肠道、预防癌症。

食用方法

空心菜的保存期并不长，最好能现买现吃，不要冷藏太久。若食用前已有枯萎失水状况，可泡入水中半小时以恢复保水度。

食用禁忌

❶ 服用药物前、后不宜食用空心菜，因空心菜对药性有一定的抑制作用，会导致药性减弱。

❷ 空心菜含钾量较高，有助于降血压，低血压症患者和尿毒症患者不宜吃太多。

❸ 脾胃虚寒者、体质虚弱者应少吃。

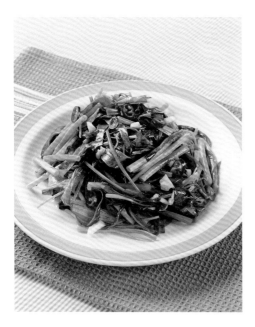

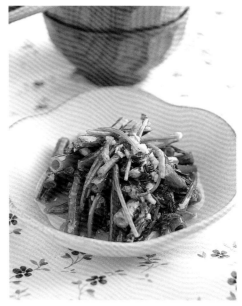

通肠排毒 + 利于减重

辣炒空心菜

材料：
空心菜200克，大蒜3瓣，辣椒1个

- 热量 97.9千卡
- 糖类 8.6克
- 蛋白质 2.8克
- 脂肪 5.8克
- 膳食纤维 4.2克

调味料：
橄榄油1小匙，盐、酱油各1/2小匙

做法：

❶ 空心菜洗净，切成段状；大蒜剥皮，拍压后切小块；辣椒洗净，切小片。

❷ 热锅加油，爆香大蒜块，再放入空心菜段和辣椒片快炒。

❸ 加入酱油和盐调味，即可食用。

促进排便 + 纤体瘦身

腐乳空心菜

材料：
空心菜200克，大蒜3瓣

- 热量 212.0千卡
- 糖类 9.4克
- 蛋白质 5.2克
- 脂肪 17.1克
- 膳食纤维 4.4克

调味料：
腐乳1/2大匙，白糖1/5小匙，橄榄油2小匙，米酒1/3小匙，水1大匙，辣椒末适量

做法：

❶ 空心菜洗净，切段；大蒜剥皮，拍碎。

❷ 热油锅，爆香大蒜碎，加入腐乳、米酒和白糖略炒，再加空心菜段和水，炒熟后撒上辣椒末，拌匀即可食用。

功效解读

空心菜含有木质素，能提升巨噬细胞吞噬细菌的能力；其所含的果胶可通肠排毒；且热量又低，正在进行体重管理的人，可以放心食用。

功效解读

空心菜含有丰富的膳食纤维，除了能增加饱腹感、减少热量的摄取，还能促进排便、预防便秘。

英文名：Sweet Potato Leaf	别名：地瓜叶、猪菜、过沟菜　提示："自由基杀手"，防癌、减脂、抗氧化

红薯叶

功效
- ➲ 抗氧化
- ➲ 抗癌防衰老
- ➲ 预防便秘

排毒有效成分
- ➲ 膳食纤维

适用者
- ➲ 糖尿病患者
- ➲ 用眼过度者

性味
性平，味甘

不适用者
- ➲ 有肾脏疾病者

红薯叶的营养成分表 （以100g为例）	
蛋白质	2.28克
碳水化合物	5.1克
脂肪	0.2克
维生素C	0.32毫克
胡萝卜素	6.42毫克
钾	16毫克
铁	2.3毫克
磷	34毫克
钙	7.4毫克

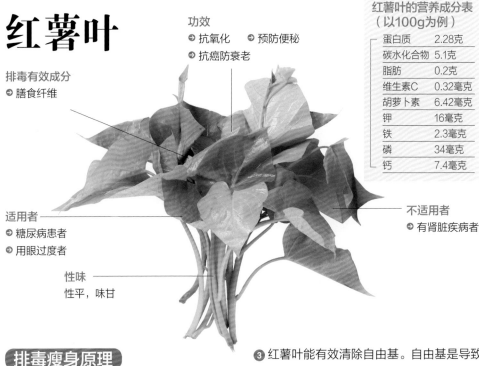

排毒瘦身原理

1. 红薯叶低卡、高纤，每100克红薯叶仅含30千卡热量，并含多样化营养物质，是一种营养丰富、热量又低的食物。
2. 红薯叶的膳食纤维含量比空心菜、上海青、大白菜等蔬菜来得高，且其纤维柔软，能发挥良好的清肠排毒功效。
3. 膳食纤维带来的饱腹感让减肥一族既免于挨饿，又能轻松享"瘦"。

食用效果

1. 红薯叶热量低，含有丰富的多糖类物质，能降低血液中胆固醇的含量，且红薯叶中草酸的含量不高，所含的胡萝卜素比胡萝卜还高，能有效改善眼睛干涩，保护视力。
2. 红薯叶的抗氧化效果被世人肯定，是蔬果类的冠军，并获得"自由基杀手"的美名。

3. 红薯叶能有效清除自由基。自由基是导致老化、退化的元凶，所以红薯叶也能预防老化及退行性疾病，如阿尔茨海默病（痴呆症）、心脏病、糖尿病等，当然也包括癌症。

食用方法

1. 红薯叶料理方式以汆烫最为常见，汆烫能去除多余草酸，对结石患者有益。也可热炒或打成蔬菜汁饮用。
2. 红薯叶的茎含有丰富的膳食纤维，可连同叶子一起食用，搭配猪肉等含有维生素B_1、蛋白质的营养食材，可更有效地促进体力恢复。

食用禁忌

红薯叶含钾量较高，肾脏疾病患者要注意摄取量。

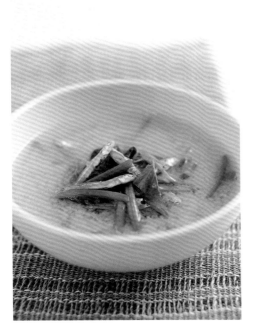

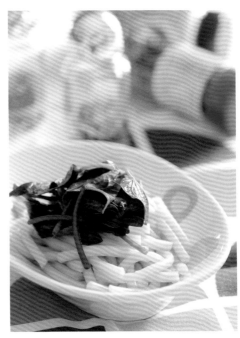

缓解便秘 + 排出毒素

红薯叶味噌汤

材料：

红薯叶90克，小鱼干15
克，水3杯

| ● 热量 177.2千卡 |
| ● 糖类 18.7克 |
| ● 蛋白质 18.6克 |
| ● 脂肪 3.4克 |
| ● 膳食纤维 4.3克 |

调味料：

味噌3大匙

做法：

❶ 将所有材料洗净。红薯叶挑除老叶、粗
梗，切段备用。

❷ 味噌加水拌匀，倒入锅中煮沸，加小鱼干
煮3~5分钟。

❸ 放入红薯叶段煮熟即可。

功效解读

红薯叶中的膳食纤维能促进排便，协助
缓解顽固性便秘，帮助身体排出堆积的毒
素，实现"无毒一身轻"。

促进排便 + 改善消化

红薯叶米苔目

材料：

红薯叶150克，米苔目
100克

| ● 热量 193.2千卡 |
| ● 糖类 26.5克 |
| ● 蛋白质 7.5克 |
| ● 脂肪 6.4克 |
| ● 膳食纤维 4.7克 |

调味料：

生抽1大匙，香油1小匙

做法：

❶ 将红薯叶洗净，去茎，切段；将红薯叶段
和米苔目烫熟备用。

❷ 将调味料拌入红薯叶和米苔目中即可。

功效解读

红薯叶含丰富的膳食纤维，能刺激肠胃
蠕动，促进排便，避免有害物质残留体内，
还能改善消化功能。

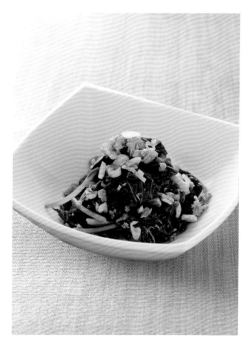

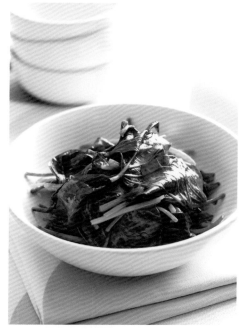

蒜香红薯叶

材料：
红薯叶300克，大蒜泥1大匙，青辣椒1根

● 热量 174.4千卡
● 糖类 19.1克
● 蛋白质 11.4克
● 脂肪 5.8克
● 膳食纤维 9.3克

调味料：
酱油1大匙，白糖1/2小匙，蚝油、香油各1小匙

做法：

❶ 红薯叶洗净，去老茎，切段，烫熟捞出；青辣椒洗净，切末。

❷ 将大蒜泥、青辣椒末和所有调味料混匀，倒入烫好的红薯叶段中拌匀即可。

功效解读

红薯叶的膳食纤维含量丰富，可促进代谢，预防胃肠道疾病；红薯叶中的钾具有利尿消肿之效。

清炒红薯叶

材料：
红薯叶200克，姜3片，水2大匙

● 热量 145.0千卡
● 糖类 11.2克
● 蛋白质 6.6克
● 脂肪 8.2克
● 膳食纤维 6.2克

调味料：
食用油1/2大匙，酱油1小匙，米酒1小匙

做法：

❶ 红薯叶洗净，去除老茎，切段；姜切末。

❷ 热油锅，爆香姜末，再加入酱油和米酒拌匀，最后加红薯叶段和水，翻炒至熟。

功效解读

红薯叶含有丰富的黄酮类化合物，有助于清除自由基，具有抗氧化、增强人体抵抗力的功能；红薯叶所含的膳食纤维能加速清除体内有毒物质，达到排毒瘦身的效果。

第四章
元气根茎类食材

红薯、山药、芋头、莲藕及土豆等都含有淀粉，替代米饭作为主食，易产生饱腹感，热量比米饭低，清肠效果又好；换言之，预防肥胖的效果也比米饭佳。

它们都含有特殊的黏液蛋白，这是一种含有糖基的蛋白质，能修复胃壁，兼具预防肥胖、健胃整肠的功效。

芦笋、牛蒡、洋葱、胡萝卜是抗氧化能力强、营养价值高的食物，并与绿色蔬菜一样，能清洁肠道、降低胆固醇。

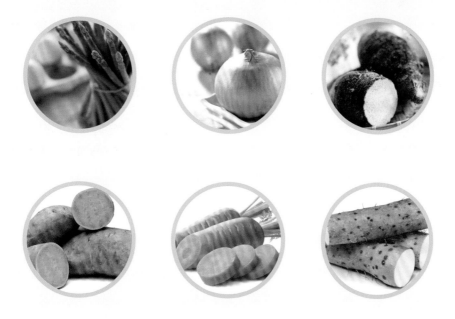

| 英文名：Sweet Potato | 别名：地瓜、甘薯、甜薯 | 提示：可取代米饭，清肠、降胆固醇 |

红薯

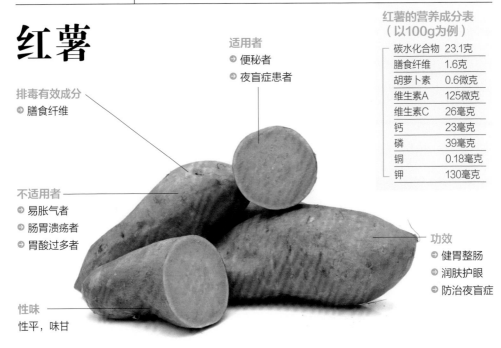

排毒有效成分
➲ 膳食纤维

适用者
➲ 便秘者
➲ 夜盲症患者

不适用者
➲ 易胀气者
➲ 肠胃溃疡者
➲ 胃酸过多者

功效
➲ 健胃整肠
➲ 润肤护眼
➲ 防治夜盲症

性味
性平，味甘

红薯的营养成分表（以100g为例）	
碳水化合物	23.1克
膳食纤维	1.6克
胡萝卜素	0.6微克
维生素A	125微克
维生素C	26毫克
钙	23毫克
磷	39毫克
铜	0.18毫克
钾	130毫克

排毒瘦身原理

① 每100克红薯的热量是99千卡，与淀粉类食物相比不算高，它富含膳食纤维和果胶，容易使人有饱腹感，欲减肥者可斟酌食用。

② 红薯中的膳食纤维能吸附肠道中的毒素，润滑肠道、帮助排便。

③ 红薯的营养要素完整，可取代米饭当作减肥期的主食或排毒餐，能一边排毒、一边减重，还能保持身体对营养的需求。

食用效果

① 红薯含有的黏液蛋白能包覆低密度胆固醇，将其排出体外，还能减少胆汁酸的吸收，间接降低血脂。

② 红薯含有的胡萝卜素是制造维生素A的原料，其维生素A效力强，具有保护皮肤、眼睛，抗氧化等功效，也能防治夜盲症。

③ 红薯中所含的钾能帮助身体排出多余的盐分，改善高血压。

食用保存

① 红薯外皮的膳食纤维含量高，又有能帮助分解淀粉酶，能预防胀气，因此可连皮一起烹调食用。

② 红薯不宜放入冰箱保存，放在室内的阴凉处，储藏期可长达1个月。

食用禁忌

红薯会刺激胃酸分泌，容易产生较多二氧化碳，引发胀气。凡容易胀气者、胃酸过多者、肠胃溃疡者，食用上需较为谨慎。

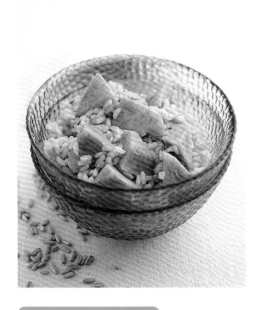

增加饱腹感 + 降低胆固醇

养生红薯糙米饭

材料:
糙米120克, 红薯80克

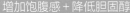

② 人份

- 热量 525.8千卡
- 糖类 113.6克
- 蛋白质 10.3克
- 脂肪 3.4克
- 膳食纤维 5.9克

做法:

1. 红薯洗净, 去皮, 切小块; 糙米洗净, 取锅加水, 浸泡30分钟, 沥干备用。

2. 将红薯块和糙米放入电饭锅中, 再加入适量水, 开火煮熟后再闷10~15分钟即可食用。

功效解读

红薯中丰富的水溶性膳食纤维可降低血中低密度胆固醇的浓度; 搭配热量较低又易使人有饱腹感的糙米, 很适合减重者选用。

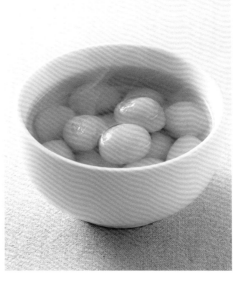

帮助排毒 + 润滑肠道

红薯圆甜汤

② 人份

材料:
熟红薯200克, 红薯粉20克, 淀粉40克

- 热量 461.6千卡
- 糖类 110.6克
- 蛋白质 3.8克
- 脂肪 0.5克
- 膳食纤维 2克

调味料:
白糖2小匙

做法:

1. 熟红薯去皮, 捣成泥状; 红薯粉、淀粉、白糖过筛。

2. 将做法①中所有材料混匀, 加水揉搓成球状。

3. 在锅中加入清水煮沸, 放入红薯球煮熟, 再加入剩余的白糖调味即成。

功效解读

红薯中的黏液多糖体物质能保持血管弹性, 预防动脉血管硬化, 还可润滑肠道、帮助排便、促进排毒。

土豆

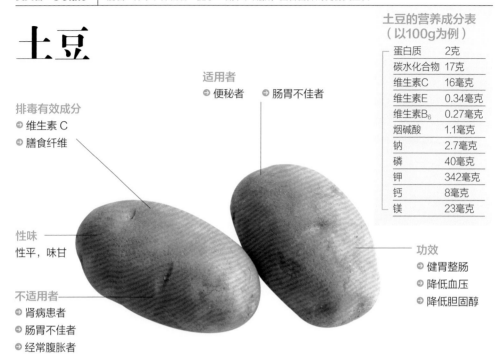

适用者
- ➲ 便秘者
- ➲ 肠胃不佳者

排毒有效成分
- ➲ 维生素 C
- ➲ 膳食纤维

性味
性平，味甘

不适用者
- ➲ 肾病患者
- ➲ 肠胃不佳者
- ➲ 经常腹胀者

功效
- ➲ 健胃整肠
- ➲ 降低血压
- ➲ 降低胆固醇

土豆的营养成分表
（以100g为例）

蛋白质	2克
碳水化合物	17克
维生素C	16毫克
维生素E	0.34毫克
维生素B$_6$	0.27毫克
烟碱酸	1.1毫克
钠	2.7毫克
磷	40毫克
钾	342毫克
钙	8毫克
镁	23毫克

排毒瘦身原理

1. 每100克土豆约含76千卡热量，与米饭相比，热量、脂肪更低，又含膳食纤维，是减肥者作为主食的好选择。

2. 土豆含有的维生素C不易在高温中流失，特别具有清洁肠腔的效果，也能清除血液中的胆固醇，降低血脂。

食用效果

1. 土豆中的淀粉有护胃功能，能舒缓胃溃疡症状；其又含维生素B$_6$，能增加肠道中有益菌的数量，可润滑肠道，具有健胃整肠的功效。甚至在肠胃虚弱时，也能食用土豆，有助于调养肠胃。

2. 土豆的钾、维生素C含量皆丰富，能预防高血压、动脉硬化，降低中风的风险。

3. 经常外食、少吃蔬果的人，可以把土豆当作主食来补充维生素C，避免患上坏血病。

食用保存

1. 土豆宜保存在无阳光直射之处，亦可冷藏。

2. 土豆的皮营养丰富，尤其富含钾与维生素C，烹调时可连皮一同入菜。

食用禁忌

1. 土豆含有的龙葵素是一种生物碱。土豆变质或发芽后，会转为绿色，龙葵素含量将大幅增加，不慎误食，将导致中毒。因此，发芽的土豆不宜再食。

2. 肠胃不佳者、经常腹胀者、肾病患者不宜食用土豆。

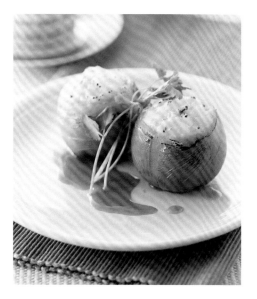

恢复体力 + 调整肠胃

焗烤西红柿镶薯泥

材料：

西红柿2个，土豆1个，洋葱丁、香菜各适量

调味料：

盐、乳酪丝、欧芹各适量

1 人份

- 热量 297.0千卡
- 糖类 53.5克
- 蛋白质 11.1克
- 脂肪 4.5克
- 膳食纤维 7.1克

做法：

1. 土豆去皮，切片；西红柿洗净，以刀尖在蒂头下1/4处切开，挖出果肉，制成西红柿盅备用；西红柿果肉搅碎，加入盐拌成酱汁备用。

2. 土豆片蒸熟，捣成泥，与洋葱丁拌匀，填入西红柿盅内略压一下，撒上乳酪丝，移入烤箱以180℃烤8分钟。

3. 取出，撒上切碎的欧芹末，食用时淋上西红柿酱汁，放上香菜作为装饰即可。

功效解读

土豆含丰富的 B 族维生素，能有效恢复体力、预防感冒。其所含的维生素 C 和钾可调整肠胃、促进排毒、预防便秘。

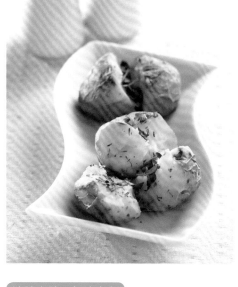

消除水肿 + 帮助瘦身

罗勒烤土豆

4 人份

材料：

土豆500克，罗勒碎200克

调味料：

橄榄油、海盐、胡椒粉、意大利香料各适量

- 热量 463.3千卡
- 糖类 90.7克
- 蛋白质 19.5克
- 脂肪 2.5克
- 膳食纤维 14.3克

做法：

1. 土豆洗净，放入热水中煮到稍软，沥干水分，对切，去皮备用。

2. 将做法1中材料放入容器，均匀加适量橄榄油，再将调味料和罗勒碎均匀地撒在每颗土豆上，置于耐热烤盘。

3. 将做法2的材料放入220℃的烤箱中，烤40分钟，待土豆表皮呈金黄色后，即可食用。

功效解读

土豆含丰富的钾，能避免多余水分滞留体内，对于常因水肿而无法控制体重的人来说，是非常有帮助的食物。

芦笋

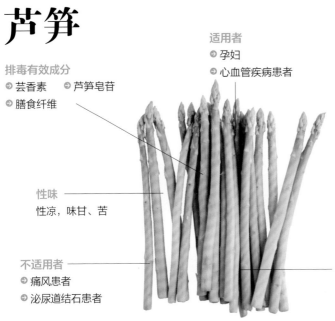

适用者
➲ 孕妇
➲ 心血管疾病患者

排毒有效成分
➲ 芸香素　➲ 芦笋皂苷
➲ 膳食纤维

性味
性凉，味甘、苦

不适用者
➲ 痛风患者
➲ 泌尿道结石患者

功效
➲ 补血　　➲ 抗癌
➲ 预防便秘　➲ 缓解疲劳
➲ 增强免疫力

芦笋的营养成分表 （以100g为例）	
蛋白质	1.4克
烟碱酸	0.7毫克
维生素A	17微克
维生素C	45毫克
脂肪	0.1克
叶酸	145.5微克
钾	213毫克
钙	10毫克
铁	1.4毫克
镁	10毫克
磷	42毫克
硒	0.21微克

排毒瘦身原理

① 每100克芦笋仅有22千卡热量，脂肪含量仅0.1克，又有质地较粗的膳食纤维，对减肥者来说是优良蔬菜。

② 芦笋中的芦笋皂苷、芸香素能降低血脂、促进心血管健康；还能增加血管弹性、减少胆固醇吸收；既能预防肥胖，又能避免心血管疾病。

食用效果

① 芦笋含的维生素、矿物质种类丰富，被视为一种优良的保健、抗癌蔬菜。

② 芦笋富含叶酸，能保护血液健康，孕妇吸收叶酸，能预防胎儿畸形。另外，芦笋的铁含量也多，又有维生素C促进铁质吸收，能促进造血、补血。

③ 芦笋所含的天冬酰胺酸能参与体内氮的代谢，可缓解疲劳。

④ 芦笋中的硒能活化免疫系统、增强免疫力，活化谷胱甘肽过氧化物酶的活性，增加自由基的排出率。

⑤ 芦笋中的维生素A有保持眼部、上皮细胞黏膜健康之效。

食用方法

① 叶酸、维生素C久煮易流失，芦笋若能以热水烫过，再淋酱食用，最能保存其营养价值。

② 芦笋的纤维较粗，生吃易伤肠胃，宜煮熟再食用。

食用禁忌

① 因嘌呤含量较高，痛风患者不宜多食芦笋，以免使体内的尿酸增加，造成身体不适。

② 泌尿道结石患者不宜多食芦笋，因为芦笋中的草酸和人体内的钙结合容易形成草酸钙，进而加重病情。

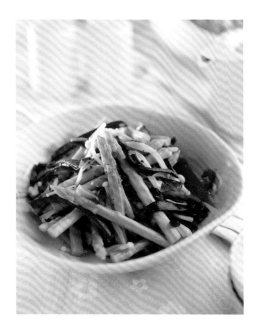

加速排毒 + 代谢废物

金针菇炒芦笋

材料：
芦笋300克，黑木耳50克，
红甜椒50克，金针菇50克

- 热量 125.5千卡
- 糖类 28.3克
- 蛋白质 2.9克
- 脂肪 0.8克
- 膳食纤维 12克

调味料：
盐、食用油、黑胡椒粉各1
小匙，米酒1大匙

做法：

① 芦笋洗净，切段，汆烫后捞起备用。

② 红甜椒洗净，去籽，切丝；黑木耳洗净，
切丝；金针菇洗净，切段备用。

③ 热油锅，倒入做法②的材料炒熟，再加入
芦笋段与其余调味料拌炒，起锅即可。

功效解读

　　金针菇含有高纤维及多糖体，对加速肠
道有毒物质的排出有显著功效；芦笋中的高
纤维及叶酸有助于代谢胃肠道中的废物。

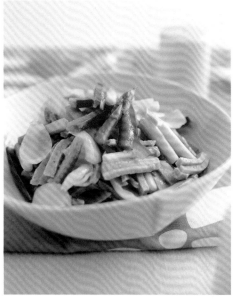

促进血液循环 + 排毒瘦身

清炒芦笋百合

材料：
芦笋150克，新鲜百合35
克，红甜椒40克，素火腿
50克

- 热量 238.4千卡
- 糖类 25.8克
- 蛋白质 11.4克
- 脂肪 9.9克
- 膳食纤维 6.0克

调味料：
盐1/4小匙

做法：

① 芦笋洗净，汆烫后切段；鲜百合剥片后
洗净，汆烫；素火腿和红甜椒均洗净，
切丝。

② 热油锅，放入素火腿丝略炒，再加芦笋
段、百合片、红甜椒丝和盐炒匀即可。

功效解读

　　芦笋、甜椒皆含的维生素 A 具有抗氧化
及促进血液循环的功能；而其所含的膳食纤
维，有助于维持肠道健康，可有效排出多
余毒素。

洋葱

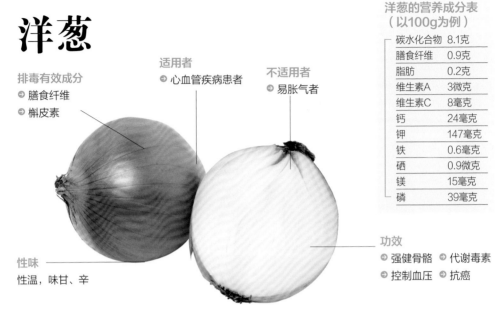

洋葱的营养成分表
（以100g为例）

碳水化合物	8.1克
膳食纤维	0.9克
脂肪	0.2克
维生素A	3微克
维生素C	8毫克
钙	24毫克
钾	147毫克
铁	0.6毫克
硒	0.9微克
镁	15毫克
磷	39毫克

排毒有效成分
➡ 膳食纤维
➡ 槲皮素

适用者
➡ 心血管疾病患者

不适用者
➡ 易胀气者

功效
➡ 强健骨骼 ➡ 代谢毒素
➡ 控制血压 ➡ 抗癌

性味
性温，味甘、辛

排毒瘦身原理

❶ 每100克洋葱的热量仅40千卡，脂肪0.2克，是适合减重的食物，能排出体内脂肪、清洁肠道。

❷ 洋葱外皮中所含的槲皮素具有排毒效果，且槲皮素对于脂肪吸收的抑制效果很高，有助于排出体内多余的脂肪。

❸ 洋葱富含膳食纤维，可以促进胃肠蠕动，有助于排便、排毒。

食用效果

❶ 洋葱中的黄酮类物质是一种强力的抗氧化剂，能对抗自由基，并抑制癌细胞，对致癌因子可发挥很强的抗氧化效果。

❷ 洋葱中的槲皮素有降低血压及改善男性勃起功能障碍的功能。

❸ 洋葱所含的前列腺A是一种能帮助血管扩张的物质。血管正常扩张便能降低血压，使血液循环顺畅、降低血液的黏稠度。

❹ 洋葱含微量元素硒，是体内抗氧化酶的原料，能够清除自由基，提升细胞的代谢力与活力，改善高血压、避免血管硬化。

❺ 洋葱的钙、镁、磷比例佳，能避免体内钙质流失，可强健骨骼、保持牙齿的健康。

食用方法

❶ 切洋葱时的刺激气味常会引起流泪等不适现象，用冰水略浸泡一下，可减轻刺激性，又可增加洋葱的甜味。

❷ 洋葱生食、熟食皆宜，但加热超过30分钟后，其中的硫化物、大蒜素的活性将降低，因此不宜烹调过久。

❸ 洋葱中的挥发物质具有杀菌功能。研究发现，把洋葱汁与醋混合饮用，能治疗喉咙发炎，对感冒也有疗效。

食用禁忌

食用过多洋葱，容易在肠胃中产生挥发性气体，造成胀气，因此不宜一次食用太多。

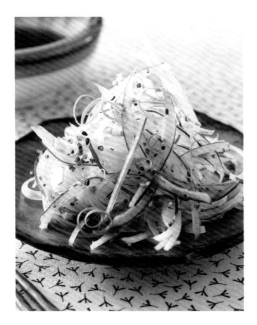
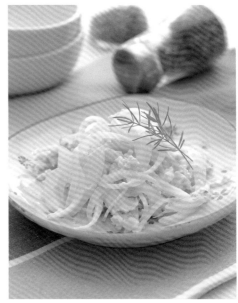

香拌洋葱丝

材料:
洋葱150克,葱丝、三岛香松各5克

- 热量 218.4千卡
- 糖类 24.0克
- 蛋白质 5.7克
- 脂肪 11.1克
- 膳食纤维 2.5克

调味料:
酱油4大匙,白糖、白醋、香油各2大匙

做法:
1. 所有调味料倒入锅中,煮至白糖溶化。
2. 洋葱去皮,切丝,放入冰水中浸泡15分钟,沥干盛盘。
3. 将调好的酱汁淋到洋葱丝上,撒上三岛香松和葱丝即可。

洋葱炒蛋

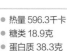

材料:
洋葱1个,鸡蛋3个,莳萝适量

- 热量 596.3千卡
- 糖类 18.9克
- 蛋白质 38.3克
- 脂肪 40.5克
- 膳食纤维 3.2克

调味料:
橄榄油1大匙,盐1小匙

做法:
1. 洋葱去皮,切丝;蛋打成蛋液,备用。
2. 热锅加橄榄油,下洋葱丝,以小火把洋葱丝炒软至透明。
3. 将蛋液均匀倒撒在洋葱丝上,转大火,待蛋液半凝固时,将蛋炒散盛盘,放上莳萝作为装饰即可。

功效解读

洋葱中所含的硫化合物是一种强有力的抗菌成分,不仅能增进食欲,还能帮助消化,对体内排毒十分有益。

功效解读

洋葱含微量元素硒,能协助体内抗氧化酶清除自由基、排出有毒物质,并能提升细胞的代谢力与活力,改善高血压。

芋头

功效
- 预防便秘
- 防癌抗癌
- 保健牙齿
- 降低血压

排毒有效成分
- 膳食纤维
- 钾

性味
性平，味甘、辛

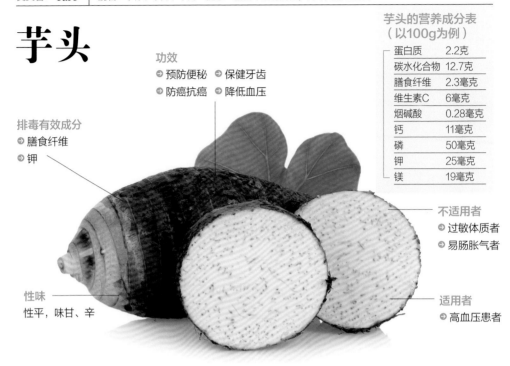

芋头的营养成分表
（以100g为例）

蛋白质	2.2克
碳水化合物	12.7克
膳食纤维	2.3毫克
维生素C	6毫克
烟碱酸	0.28毫克
钙	11毫克
磷	50毫克
钾	25毫克
镁	19毫克

不适用者
- 过敏体质者
- 易肠胀气者

适用者
- 高血压患者

排毒瘦身原理

1. 每100克芋头的热量是54千卡，远低于米饭的183千卡，减肥者可安心将芋头当成主食。
2. 每100克芋头的膳食纤维有2.3克，比米饭的0.6克高，食用芋头不仅能饱腹，还能刺激肠道蠕动、预防便秘。
3. 芋头的含钾量很高，能利尿、消除水肿，对于易水肿的人来说，多食芋头能促进体内多余水分排出。

食用效果

1. 芋头中的黏液蛋白能促进体内免疫球蛋白的生成，增强人体免疫力，对甲状腺癌、乳腺癌、恶性淋巴癌及伴有淋巴结转移者有辅助疗效。

2. 芋头中氟的含量高，常吃可以预防龋齿。
3. 芋头的钾含量很高，适量食用，能帮高血压患者排出过多的钠、降低血压。

食用方法

1. 芋头的汁液会造成皮肤发痒，处理时需戴上手套。
2. 芋头含大量草酸钙，生食对嘴唇、舌头、皮肤有害，应煮熟再吃。

食用禁忌

1. 发芽的芋头不能食用。芋头一旦发芽就含过量的龙葵碱，食用后会使人中毒。
2. 芋头较容易导致肠胀气，容易肠胀气者应避免过量摄取。
3. 过敏体质者最好不食或少食芋头。

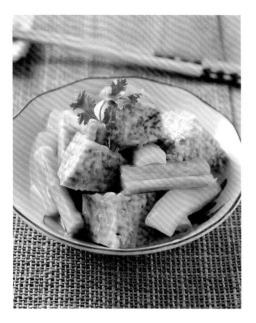

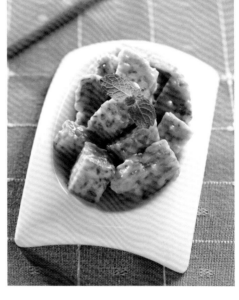

牛蒡炖芋头

②
人份

材料：
牛蒡200克，芋头80克，
魔芋片50克，欧芹叶、水各
适量

- 热量 308.4千卡
- 糖类 67.0克
- 蛋白质 7.1克
- 脂肪 2.3克
- 膳食纤维 17.4克

调味料：
盐1/4小匙，胡椒粉适量

做法：

❶ 牛蒡洗净，去皮，切块，略敲几下备用。

❷ 芋头洗净，去皮，切块；魔芋片汆烫，捞
起备用。

❸ 取锅加适量水，将所有食材加入炖煮，熟
后略收干汤汁。

❹ 加调味料调味，装盘时放上欧芹叶作为点
缀即可。

功效解读

芋头中的黏液蛋白被人体吸收后，能促
进免疫球蛋白的生成，增强人体免疫力，其特
有的黏性膳食纤维可刺激肠道、帮助排便。

酸奶芋头

②
人份

材料：
芋头200克，乳酪丝50克，
酸奶100毫升，薄荷叶适量

- 热量 582.6千卡
- 糖类 99.0克
- 蛋白质 17.4克
- 脂肪 13.0克
- 膳食纤维 4.6克

调味料：
枫糖1小匙

做法：

❶ 芋头洗净，去皮，切小块，放入蒸锅，蒸
20分钟后取出，备用。

❷ 将蒸好的芋头盛盘，加入乳酪丝略拌，待
乳酪丝溶化后，放凉备用。

❸ 食用前，把酸奶与枫糖均匀淋在做法❷的
材料上，放薄荷叶作为点缀即可。

功效解读

芋头富含膳食纤维，而酸奶能促进肠内
有益菌的生长繁殖，加速排出积存体内的废
物，能预防便秘，有利于减重。

英文名：Chinese Yam	别名：淮山、淮山药、薯蓣　提示：降血脂、稳定血糖、助消化

山药

适用者
- ➡ 高血压患者
- ➡ 白带过多者
- ➡ 糖尿病患者

排毒有效成分
- ➡ 膳食纤维
- ➡ 黏液蛋白

性味
性平，味甘

功效
- ➡ 控糖减脂
- ➡ 预防便秘

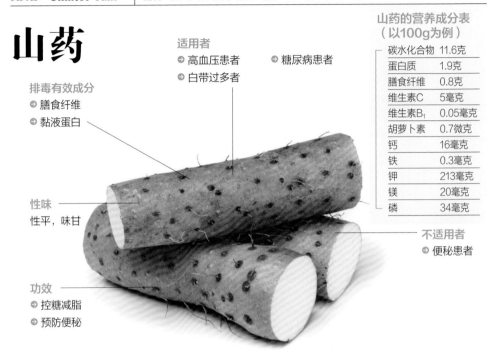

山药的营养成分表（以100g为例）

碳水化合物	11.6克
蛋白质	1.9克
膳食纤维	0.8克
维生素C	5毫克
维生素B_1	0.05毫克
胡萝卜素	0.7微克
钙	16毫克
铁	0.3毫克
钾	213毫克
镁	20毫克
磷	34毫克

不适用者
- ➡ 便秘患者

排毒瘦身原理

1. 山药中含特殊的黏液蛋白，能降低血脂，进而减少皮下脂肪堆积，有助于减重、预防肥胖。
2. 山药的热量不高，又有膳食纤维，可以增加饱腹感、促进消化、清洁肠道，是减肥者适用的健康食材。

食用效果

1. 山药中含有薯蓣皂苷，能促进激素的合成，男性适量食用能平补肾气，改善肾亏遗精等症状；女性食用则能美肤，并能改善白带过多的问题。
2. 山药对肠胃的帮助也很大，其所含的黏液蛋白、皂苷、膳食纤维能促进消化、帮助食物分解。其所含的维生素B_1则能促进糖类代谢，也能增加肠道中有益菌的数量。

3. 山药中的黏液蛋白会包覆肠道中的蛋白质、糖类，减缓人体的吸收速度，辅助稳定血糖。

食用方法

1. 为保留山药的营养价值，烹调的时间不宜太久。各种烹调方式中，短暂加热最能保留淀粉酶的营养。
2. 山药中的植物碱会伤害肌肤，削皮时宜戴手套或事后以盐水洗手。
3. 为避免山药氧化，削皮后，可浸泡于醋水中，能防止变色。浸泡时间不宜太久，以免流失黏液蛋白。

食用禁忌

便秘患者不宜多食用山药，山药有较好的补脾止泻作用，多量食用后滞气，便秘患者食用容易加重病情。

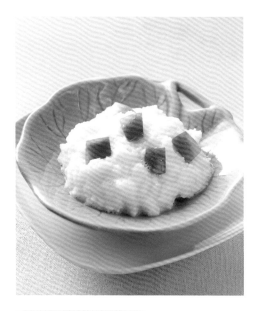

（避免肥胖＋增强免疫力）

西红柿山药泥

（2人份）

材料：

山药150克，西红柿1个

- 热量 145.3千卡
- 糖类 24.7克
- 蛋白质 3.8克
- 脂肪 3.5克
- 膳食纤维 2.7克

调味料：

醋1$\frac{1}{2}$小匙，盐1/4小匙

做法：

❶ 西红柿洗净，去籽，去蒂，切小块；山药去皮，煮熟后压成泥。

❷ 将醋和盐搅拌均匀，与山药泥拌匀。

❸ 把西红柿小块放在山药泥上，即可食用。

功效解读

山药有助于调节消化系统，可减少皮下脂肪堆积、避免肥胖，增强免疫功能，帮助健胃整肠，轻松排毒。

（促进新陈代谢＋调节肠胃）

紫山药炒彩椒 **（2人份）**

材料：

紫山药100克，大蒜1头，青椒、红甜椒、黄甜椒各30克，葱1根

- 热量 172.6千卡
- 糖类 20.4克
- 蛋白质 2.8克
- 脂肪 9.9克
- 膳食纤维 3.0克

调味料：

橄榄油、盐各1小匙，白糖、香油各1/2小匙

做法：

❶ 紫山药洗净，去皮，切片汆烫后放凉备用。

❷ 椒类洗净，去籽，切片；大蒜剥皮，切末；葱洗净，切段，备用。

❸ 热锅加橄榄油，放入大蒜末爆香，加做法❶的紫山药片略炒，再放入做法❷的其他材料和盐、白糖调味；拌炒均匀后盛盘，淋上香油即可食用。

功效解读

山药含大量薯蓣皂苷，可促进激素的合成，并能提高新陈代谢的速度；其亦富含膳食纤维，可调节肠胃功能。

英文名：Carrot	别名：金笋、丁香萝卜　提示：促进代谢好食物，维生素A含量高

胡萝卜

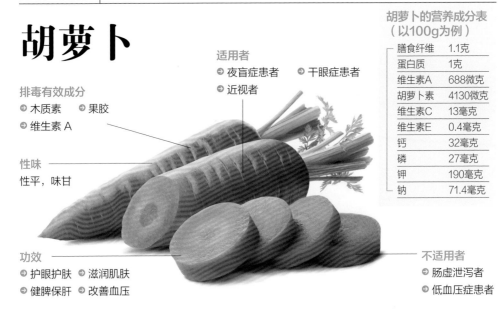

排毒有效成分
- 木质素
- 果胶
- 维生素A

性味
性平，味甘

适用者
- 夜盲症患者
- 干眼症患者
- 近视者

功效
- 护眼护肤
- 滋润肌肤
- 健脾保肝
- 改善血压

不适用者
- 肠虚泄泻者
- 低血压症患者

胡萝卜的营养成分表（以100g为例）	
膳食纤维	1.1克
蛋白质	1克
维生素A	688微克
胡萝卜素	4130微克
维生素C	13毫克
维生素E	0.4毫克
钙	32毫克
磷	27毫克
钾	190毫克
钠	71.4毫克

排毒瘦身原理

1. 胡萝卜低卡、高纤，是适合减肥者常吃的食材。
2. 胡萝卜含大量木质素，木质素是一种非水溶性的膳食纤维，质地较粗韧，能帮助肠胃去除毒素，强健肠胃。
3. 胡萝卜也含果胶等水溶性膳食纤维，能增加饱腹感、避免饥饿。在肠道中，能与胆汁酸结合，促进胆汁酸、废物排出体外。
4. 胡萝卜拥有超丰富的维生素A。维生素A是一种抗氧化物质，能有效促进自由基的代谢，提高人体代谢率；还能去除体内的金属污染，并可加强高蛋白物质的代谢，避免高蛋白物质在肠道内腐败，形成氨类物质而毒害肠道。

食用效果

1. 维生素A有护眼的功能，适合用眼过度的电脑族、近视族、干眼症患者。另外，也能强化夜视能力、辅助治疗夜盲症。

2. 胡萝卜中的维生素A能保护皮肤，维生素E可修复黏膜组织、滋润皮肤。因肠胃毒素堆积，会引起皮肤粗糙，常吃效果佳。

食用方法

1. 胡萝卜素需以油炒才能大量释出，生食或氽烫的效用很低。想摄取胡萝卜素，需以油热炒，人体才能充分吸收。
2. 胡萝卜的外皮含大量胡萝卜素，处理时宜保留外皮。

食用禁忌

1. 过多食用胡萝卜，肤色会变黄，但对健康无害，肤色2～3个月后可恢复正常。
2. 肠虚泄泻者不宜食用胡萝卜，胡萝卜味甘滑利，少量熟食有健脾作用，肠虚泄泻者生食或熟食过多均可导致泄泻加重。
3. 低血压症患者不宜食用胡萝卜，胡萝卜中含有琥珀酸钾盐成分，可以使血压降低，低血压症患者食用可能会使病情加重。

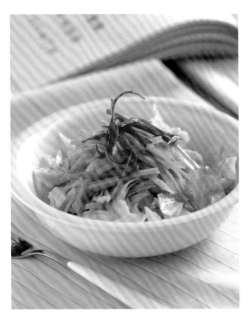

改善便秘 + 促进代谢

凉拌蔬菜

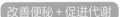 1 人份

材料:

胡萝卜1根,生菜60克,辣椒3个

- 热量 340.4千卡
- 糖类 14.8克
- 蛋白质 3.1克
- 脂肪 31.0克
- 膳食纤维 5.9克

调味料:

盐适量,白醋、香油各2大匙,酱油3大匙

做法:

① 胡萝卜洗净,去皮,切丝,以盐腌渍10分钟。

② 生菜洗净,撕小块;辣椒洗净,切细丝。

③ 将胡萝卜丝、生菜块与辣椒丝混合,淋上香油、白醋与酱油混合的酱汁即可。

功效解读

胡萝卜富含维生素、矿物质、酶及蛋白质,可促进新陈代谢;膳食纤维可促进肠道蠕动,改善便秘,有利于排毒。

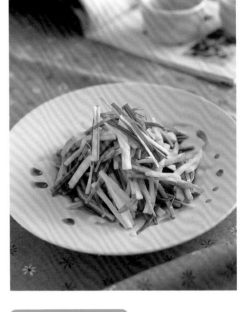

高纤低卡 + 润泽皮肤

炒胡萝卜丝

 3 人份

材料:

胡萝卜80克,葱丝、姜丝、清水各适量

- 热量 82.2千卡
- 糖类 6.2克
- 蛋白质 0.9克
- 脂肪 5.4克
- 膳食纤维 2.1克

调味料:

料酒、香油各1小匙,盐适量,食用油1大匙

做法:

① 将胡萝卜洗净,切成丝。

② 锅内放食用油,将葱丝、姜丝爆香,放入胡萝卜丝拌炒片刻。

③ 倒入料酒一起拌炒,再依序加入盐与适量清水,焖煮片刻。

④ 胡萝卜丝熟透后,加香油翻炒,即可盛盘。

功效解读

胡萝卜是热量低、膳食纤维含量高的蔬菜,非常适合减重者食用。其所含的维生素A还具有保护眼睛、润泽皮肤的功效。

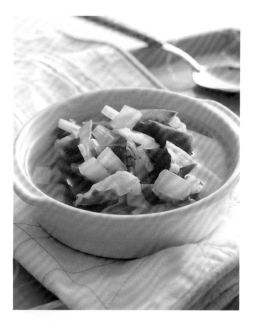

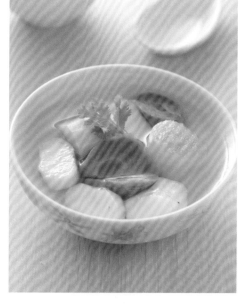

什锦蔬菜汤

1 人份

材料：
芹菜1根，胡萝卜100克，圆白菜100克，洋葱100克，小番茄3个，清水3杯

- 热量 325.4千卡
- 糖类 58.4克
- 蛋白质 12.6克
- 脂肪 7.9克
- 膳食纤维 15.8克

调味料：
盐1小匙

做法：

❶ 将所有材料洗净。胡萝卜、洋葱去皮，切块；小番茄去蒂，切小块；芹菜切小段，备用。

❷ 取锅加3杯水，放入所有材料，加盐调味，再以小火炖煮到所有材料变软，即可盛盘。

功效解读

此道汤品热量低，又富含膳食纤维，适合想减肥又担心没有体力的人食用，且能促进排便、排出过多的脂肪和废物。

甘蔗胡萝卜汤

2 人份

材料：
胡萝卜、荸荠各50克，甘蔗75克，欧芹叶、水各适量

- 热量 96.8千卡
- 糖类 21.9克
- 蛋白质 2.0克
- 脂肪 1.0克
- 膳食纤维 2.6克

做法：

❶ 将所有材料洗净。胡萝卜、荸荠去皮，切块；甘蔗去皮，切小段。

❷ 将做法❶的材料放入锅中，加水煮沸，然后转小火煮约30分钟，放上欧芹叶作为点缀即可。

功效解读

胡萝卜中丰富的维生素 A 能去除体内的重金属，并可促进高蛋白物质的代谢，避免氨类物质的生成而毒害肠道；甘蔗中含有各种维生素、脂肪、蛋白质、有机酸等物质，对人体新陈代谢非常有益。

第五章
可口瓜类食材

　　瓜类有大量水分，几乎不含脂肪，容易产生饱腹感，是减肥的优良食材。除体质虚寒者不宜多吃之外，一般人平时可多吃瓜类，享受清热降火、去除烦躁的效果。

　　黄瓜、冬瓜中含有丙醇二酸，能抑制多余糖类转换为脂肪，并可促进脂肪消耗；南瓜含有的钴，是近年备受瞩目的减肥新元素，研究认为，钴也能预防肥胖；苦瓜的苦瓜素又被称作"高效清脂素""脂肪杀手"，能抑制小肠吸收大分子的营养，促进其多吸收小分子营养，减少热量的吸收，预防肥胖。

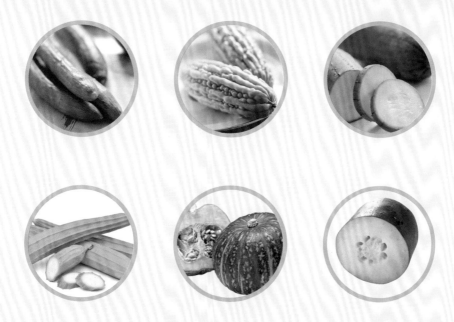

丝瓜

丝瓜的营养成分表
（以100g为例）

蛋白质	1克
碳水化合物	4.2克
膳食纤维	0.6克
维生素A	15微克
维生素C	5毫克
维生素B_1	0.02毫克
维生素B_6	0.11毫克
钙	14毫克
磷	29毫克
钾	115毫克
镁	11毫克

排毒有效成分
➲ 水分
➲ 膳食纤维

适用者
➲ 体质燥热者
➲ 慢性支气管炎患者

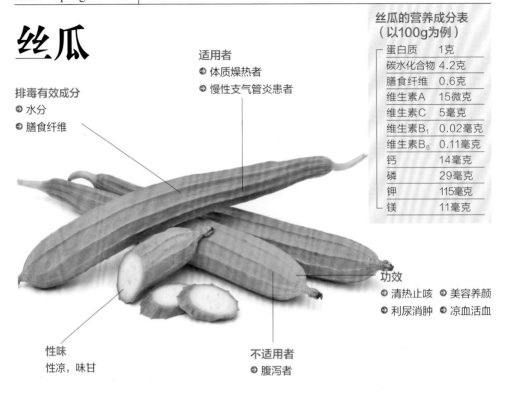

性味
性凉，味甘

不适用者
➲ 腹泻者

功效
➲ 清热止咳　➲ 美容养颜
➲ 利尿消肿　➲ 凉血活血

排毒瘦身原理

❶ 丝瓜热量很低，食用丝瓜能取代热量较高的食物，减少热量摄入。

❷ 丝瓜的膳食纤维与大量水分皆能产生饱腹感，避免过快感觉饥饿，减少热量摄入。

食用效果

❶ 丝瓜含有能消炎的成分"芹菜素"，具有消炎、清热、降火之效。

❷ 丝瓜所含的槲皮素能保持血管畅通，使血液循环顺畅，具有活血、凉血、利尿消肿的功效。

❸ 丝瓜含维生素B_1、维生素C与瓜氨酸，既能促进皮肤新陈代谢、防止老化、美容养颜，又能修复被晒伤的肌肤。

❹ 丝瓜能调理女性经期不顺，解决白带过多的问题；产妇食用亦可促进乳汁分泌。

❺ 丝瓜中的皂苷，能止咳祛痰，对肺炎链球菌有抑制作用。

食用方法

❶ 丝瓜不宜生食，会损伤肠胃，因此以熟食为佳。但加热时间也不宜过久，过久会流失营养。

❷ 若担心丝瓜过于寒凉，烹调时可加入姜丝，中和其寒性，对肠胃有益。

❸ 烹调丝瓜蛤蜊时，不宜以米酒提味，因酒精会干扰人体吸收丝瓜所含的维生素B_1，降低营养价值。

食用禁忌

丝瓜属性偏凉，腹泻者不宜多吃。

清炒丝瓜百合

材料：

丝瓜300克，枸杞子10克，
新鲜百合15克

- 热量 145.3千卡
- 糖类 19.2克
- 蛋白质 4.4克
- 脂肪 5.7克
- 膳食纤维 3.3克

调味料：

橄榄油1小匙，盐1/2小匙

做法：

1. 将材料洗净，丝瓜去皮，切块。
2. 热油锅，加入丝瓜块炒熟，再加入百合炒匀。
3. 加入枸杞子稍微拌炒，再加盐调味即可食用。

功效解读

　　丝瓜具有清热解毒和利尿消肿之效，所含的维生素 B_6 能促进蛋白质代谢，是天然的利尿剂，有助于消除水肿。

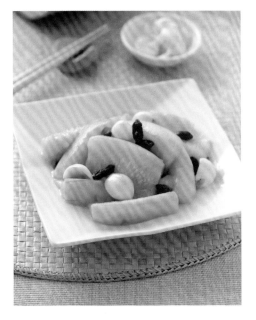

蛤蜊丝瓜汤

材料：

丝瓜200克，蛤蜊100克，
枸杞子适量，高汤500毫升

- 热量 138.3千卡
- 糖类 20.2克
- 蛋白质 11.5克
- 脂肪 1.8克
- 膳食纤维 1.2克

调味料：

盐1小匙

做法：

1. 丝瓜洗净，去皮，剖成四瓣并去籽，切片；枸杞子洗净，泡水备用。
2. 高汤与蛤蜊入锅煮沸，直到蛤蜊开口，捞出备用。
3. 丝瓜片放入高汤中，加入盐、枸杞子续煮沸，再加蛤蜊即可熄火。

功效解读

　　丝瓜性凉、味甘，能改善发热烦渴，消除水肿。搭配枸杞子煮汤，有润肠通便、排毒之效。

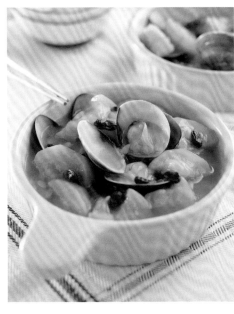

可口瓜类食材

冬瓜

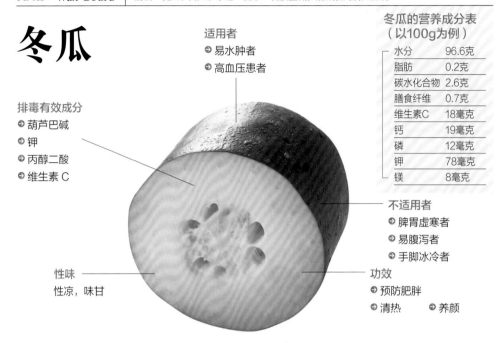

适用者
- 易水肿者
- 高血压患者

排毒有效成分
- 葫芦巴碱
- 钾
- 丙醇二酸
- 维生素 C

性味
性凉，味甘

不适用者
- 脾胃虚寒者
- 易腹泻者
- 手脚冰冷者

功效
- 预防肥胖
- 清热
- 养颜

冬瓜的营养成分表 （以100g为例）	
水分	96.6克
脂肪	0.2克
碳水化合物	2.6克
膳食纤维	0.7克
维生素C	18毫克
钙	19毫克
磷	12毫克
钾	78毫克
镁	8毫克

排毒瘦身原理

1. 每100克冬瓜的热量仅12千卡、脂肪仅0.2克，是名副其实的低卡、低脂食材，是减肥者理想的辅助性食物。

2. 冬瓜含水量有96%，清肠、饱腹的效果非常优秀，能延缓血糖上升的速度，减少饥饿的时间，避免减肥中的人吃太多导致热量摄入过剩。

3. 冬瓜所含的葫芦巴碱能够促进人体新陈代谢；其所含的丙醇二酸可以预防糖类转换为脂肪，也能帮助脂肪消耗，具有预防肥胖的功效。

4. 冬瓜的钾含量高，排出水分的能力强，能预防身体组织水肿。

5. 冬瓜富含维生素C，可破坏自由基，帮助身体抗氧化。

食用效果

1. 冬瓜是高钾、低钠食物，能防治高血压，预防心血管疾病。

2. 冬瓜含油酸，能抑制体内的黑色素沉着，促进皮肤美白，有养颜美容的功效。

3. 冬瓜除了能清热降火，还能辅助治疗肺热咳嗽、痔疮、糖尿病、肾炎性水肿、鱼蟹中毒等。

食用方法

冬瓜是很容易烹调的食材，不论蒸、炒、炖、煮汤等都美味。做成冬瓜茶，具有很强的清热、利尿效果，具体做法为：连皮洗净后加水煮到软烂即可。

食用宜忌

脾胃虚寒者、腹泻者、手脚冰冷者，都不宜吃太多冬瓜；肾病患者适量食用，有利于利尿，但不宜过量。

红烧冬瓜

材料：
冬瓜200克，姜4片，水适量

调味料：
橄榄油1小匙，酱油2大匙，白糖2/3小匙

● 热量 78.4千卡
● 糖类 6.5克
● 蛋白质 1.0克
● 脂肪 5.4克
● 膳食纤维 2.2克

做法：

❶ 冬瓜洗净，去皮，去瓤，切块；姜洗净，切丝。

❷ 在锅中倒入橄榄油，爆香姜丝，加冬瓜块煎至两面略呈金黄色。

❸ 加入酱油、白糖及适量水盖过冬瓜块，以中火焖煮至汤汁剩1/3，盛盘时将姜丝盛在冬瓜上作为装饰即可。

功效解读

冬瓜热量低，具有清热解毒、增强免疫力的功效，同时有助于排出体内的毒素、消除水肿。

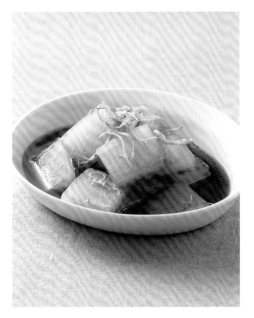

冬瓜镶紫菜

材料：
冬瓜300克，紫菜10克，白果30克

调味料：
盐1/4小匙，米酒1小匙

● 热量 116.5千卡
● 糖类 21.0克
● 蛋白质 6.3克
● 脂肪 0.8克
● 膳食纤维 7.3克

做法：

❶ 冬瓜洗净，去皮，去瓤，切块后挖洞，氽烫、沥干备用。

❷ 将紫菜泡发、沥干后，与调味料拌匀。

❸ 把紫菜镶入做法❶的冬瓜，放上白果，用大火蒸5分钟即可。

功效解读

冬瓜含钾量丰富，紫菜含有甘露醇，两者都有利水消肿的作用，且热量很低，适合减重者食用；白果的类黄酮可抗氧化，维护血管健康。

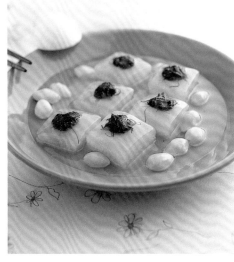

可口瓜类食材

| 英文名：Pumpkin | 别名：金瓜、饭瓜、麦瓜 | 提示：含丰富果胶、钴，预防脂肪堆积 |

南瓜

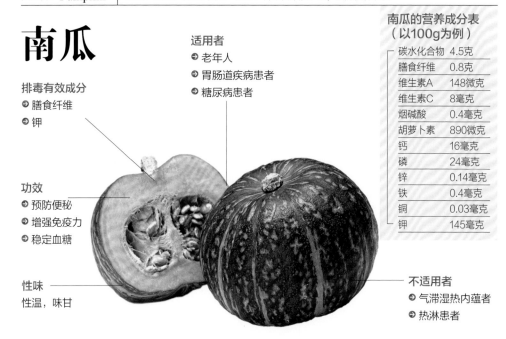

适用者
- 老年人
- 胃肠道疾病患者
- 糖尿病患者

排毒有效成分
- 膳食纤维
- 钾

功效
- 预防便秘
- 增强免疫力
- 稳定血糖

性味
性温，味甘

不适用者
- 气滞湿热内蕴者
- 热淋患者

南瓜的营养成分表 （以100g为例）	
碳水化合物	4.5克
膳食纤维	0.8克
维生素A	148微克
维生素C	8毫克
烟碱酸	0.4毫克
胡萝卜素	890微克
钙	16毫克
磷	24毫克
锌	0.14毫克
铁	0.4毫克
铜	0.03毫克
钾	145毫克

排毒瘦身原理

1. 南瓜因为富含果胶而名列减肥菜单。果胶能够吸附水分，延缓食物在胃里排空的速度，从而避免多食；也可使粪便柔软黏合，更易排出。
2. 南瓜中的钾含量高，能预防水肿，可促进人体新陈代谢，促进胰岛素正常分泌，从而预防肥胖。
3. 南瓜所含的膳食纤维能促进胆汁分泌，加强胃肠蠕动，帮助食物消化。

食用效果

1. 南瓜含丰富的维生素E，能促进血液循环，有助于改善身体冰冷症状，并可增强免疫力，特别适合冬天食用。
2. 南瓜所含的胡萝卜素能降低身体对致癌物亚硝胺的敏感度，防止癌变，普遍认为能预防肺癌、膀胱癌、喉癌。

3. 南瓜也能防治糖尿病。虽然滋味甘甜，但有多种微量元素，能强化胰岛素的功能，辅助稳定血糖。

食用方法

1. 南瓜建议连皮食用，可去掉难消化的硬皮，将较软的部分一起入菜。
2. 南瓜强大的抗氧化功能来自 β -胡萝卜素，须用油烹调南瓜，才能使这类营养成分更好地被人体吸收。

食用禁忌

1. 南瓜食用过多，会使肤色变黄，对人体无害，会自然恢复。
2. 气滞湿热内蕴者不宜食用南瓜，南瓜味甘，多食宜滞气，可生津助湿，会加重患者病情。
3. 热淋患者不宜食用南瓜，南瓜性温，食用后会使排尿更为艰涩。

蒜香味噌南瓜

材料：

南瓜300克，胡萝卜40克，大蒜4瓣

● 热量 422.3千卡
● 糖类 69.5克
● 蛋白质 13.3克
● 脂肪 10.1克
● 膳食纤维 8.3克

调味料：

香油2大匙，白糖、味噌、酱油、酒、白芝麻各1大匙，豆瓣酱1小匙，食用油适量

做法：

❶ 南瓜洗净，切片，放入蒸锅中，蒸3分钟后取出；大蒜去皮，切片；胡萝卜洗净，切丝，备用。

❷ 热油锅，放入大蒜片爆香，加入胡萝卜丝炒软，加入南瓜片、其余调味料，炒匀，起锅即可。

功效解读

南瓜中含有丰富的膳食纤维，除了帮助肠道排毒，还可增加饱腹感、延缓餐后血糖上升的速度，适合减肥者食用。

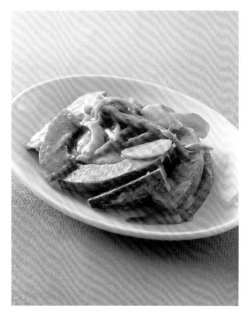

南瓜鸡丁

材料：

南瓜200克，鸡肉100克

● 热量 361.1千卡
● 糖类 54.7克
● 蛋白质 28克
● 脂肪 1.3克
● 膳食纤维 3.4克

调味料：

蔬菜高汤1杯，味酥1/2大匙，酒1大匙，低盐酱油2小匙

做法：

❶ 南瓜洗净，去籽，切块；鸡肉洗净，切丁。

❷ 鸡丁用调味料腌5分钟。

❸ 将南瓜块加入做法❷的鸡块，以蒸锅蒸熟即可。

功效解读

南瓜中的果胶吸附力很强，能粘住体内的有毒物质，具有保护消化道黏膜的作用，并有助于将毒素排出体外。

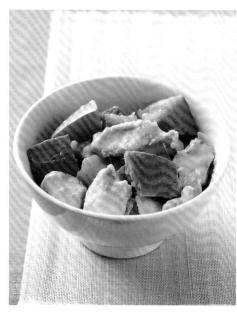

可口瓜类食材

苦瓜

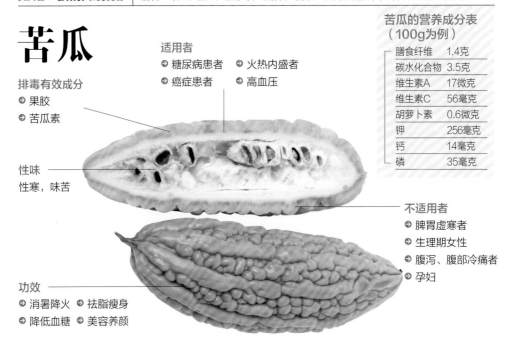

排毒有效成分
- ➡ 果胶
- ➡ 苦瓜素

适用者
- ➡ 糖尿病患者
- ➡ 癌症患者
- ➡ 火热内盛者
- ➡ 高血压

性味
性寒，味苦

苦瓜的营养成分表
（100g为例）

膳食纤维	1.4克
碳水化合物	3.5克
维生素A	17微克
维生素C	56毫克
胡萝卜素	0.6微克
钾	256毫克
钙	14毫克
磷	35毫克

不适用者
- ➡ 脾胃虚寒者
- ➡ 生理期女性
- ➡ 腹泻、腹部冷痛者
- ➡ 孕妇

功效
- ➡ 消暑降火
- ➡ 祛脂瘦身
- ➡ 降低血糖
- ➡ 美容养颜

排毒瘦身原理

1. 苦瓜中含苦瓜素，能阻止小肠吸收脂肪、多糖等大分子的营养物质，并可促进小分子营养物质的吸收，对抑制脂肪的堆积有显著成效。

2. 每100克苦瓜仅有22千卡热量，又含果胶，能增加饱腹感、清洁肠胃，是低卡高纤的健康蔬菜。

食用效果

1. 新鲜的苦瓜汁含有苦瓜苷及拟胰岛素物质等成分，具有降血糖的功效，是糖尿病患者的理想食物。

2. 苦瓜的苦味来自一种类似奎宁的物质，它能抑制过度兴奋的体温调节中枢，达到消暑解热、清肝降火的功效。

3. 苦瓜含有一种胰蛋白酶抑制物质，能抑制癌细胞分泌出来的蛋白酶，可抑制恶性肿瘤增大；并含有奎宁蛋白，能强化抗癌的巨噬细胞的能力，增强免疫力。

4. 苦瓜高钾、低钠，有益于血管的正常扩张，是高血压患者的健康食物之一。

食用方法

1. 苦瓜籽有促进糖类分解的功能。若想保留此功能，可保留苦瓜籽一起烹调。

2. 将苦瓜先以热水烫过或不加油、以热火干炒，皆可减轻其苦味，吃起来更爽口。

食用宜忌

1. 苦瓜性寒，肠胃虚寒、腹泻、腹部冷痛者不宜多吃。女性生理期也应避免食用。

2. 体质燥热者、癌症患者、糖尿病患者可长期定量食用苦瓜，有益健康。

梅香苦瓜

材料：

苦瓜200克，梅子5颗，水适量

调味料：

橄榄油1小匙，白糖1/2小匙，豆豉1大匙，酱油、蚝油各1/2大匙

- 热量 179.1千卡
- 糖类 29.5克
- 蛋白质 1.9克
- 脂肪 5.9克
- 膳食纤维 4.0克

做法：

❶ 苦瓜洗净，去籽，切块。

❷ 热油锅，炒香酱油、蚝油和白糖，再加入苦瓜块、梅子、豆豉和水，煮至汤汁收干，即可盛盘食用。

功效解读

　　苦瓜含丰富的果胶，可促进肠胃的代谢、降低胆固醇含量，能刺激肠胃蠕动、预防便秘，有效清除有害物质。

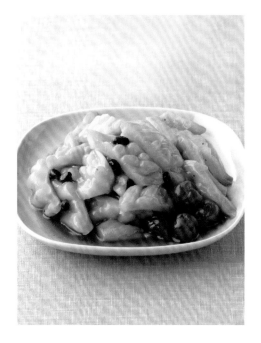

苦瓜瘦肉清心汤

材料：

苦瓜150克，猪瘦肉80克，水适量

调味料：

盐1/2小匙，胡椒粉适量，橄榄油1小匙

- 热量 162.4千卡
- 糖类 7.9克
- 蛋白质 17.8克
- 脂肪 7.5克
- 膳食纤维 2.9克

做法：

❶ 苦瓜洗净，切半，去籽，切块；猪瘦肉洗净，切块备用。

❷ 橄榄油入锅，将猪瘦肉块煎至金黄色备用。

❸ 汤锅加入适量水煮沸，再加猪瘦肉块与苦瓜块煮熟。

❹ 加盐和胡椒粉调味即可。

功效解读

　　苦瓜中丰富的膳食纤维可促进排便、减重消脂、分解糖类。夏天天气炎热，吃苦瓜能增进食欲，预防火热内盛而导致的便秘。

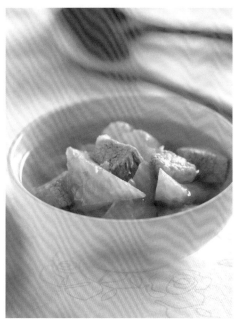

可口瓜类食材

小黄瓜

适用者
- 肥胖者
- 糖尿病患者
- 慢性肝炎患者
- 酒精中毒者

排毒有效成分
- 丙醇二酸
- 果胶

性味
性寒，味甘

功效
- 清热养肝
- 减脂美容
- 预防肥胖

不适用者
- 脾胃虚寒者
- 生理期女性
- 腹泻者

小黄瓜的营养成分表 （以100g为例）	
蛋白质	1克
脂肪	0.2克
碳水化合物	2.5克
膳食纤维	0.9克
叶酸	2.1微克
钙	20毫克
磷	21毫克
钾	173毫克
镁	12毫克

排毒瘦身原理

1. 小黄瓜含有丙醇二酸，能抑制糖类转变为脂肪，可避免体内脂肪的堆积。
2. 每100克小黄瓜热量仅13.8大卡，脂肪仅0.2克，糖类也只有2.5克，所以能预防肥胖。
3. 小黄瓜富含果胶，能吸附肠胃中的代谢物质，形成含水的粪便，有助于排便；果胶在肠胃中能包覆食物，增加饱腹感，让人食用后不至于很快又饿，可控制食量。

食用效果

1. 小黄瓜含有丙氨酸、精氨酸、谷氨酸，能保护肝脏，对肝硬化、酒精中毒都有效果。酗酒者可多吃小黄瓜以养肝。
2. 小黄瓜中的葫芦素能增强人体巨噬细胞的功能，可增强免疫力、改善慢性肝炎，有抗癌作用。

3. 小黄瓜中的葡萄糖、果糖不会导致血糖升高，且能产生饱腹感。糖尿病患者宜减少淀粉类食物的摄取，多吃些小黄瓜。
4. 小黄瓜中的黄瓜酶能促进新陈代谢，维生素E能抗衰老，所以小黄瓜可活化人体细胞、延缓老化、避免黑色素沉着。

食用方法

1. 小黄瓜尾端有较多的苦味素，也具有抗癌效果，一起烹调较有营养。
2. 加热烹煮小黄瓜比生吃的利尿效果好；另外，经过烹煮，能抑制小黄瓜中所含的酶破坏维生素C。

食用禁忌

小黄瓜性寒，脾胃虚寒者、生理期女性及腹泻者都应少食。

黄瓜粉条

材料：

小黄瓜200克，粉条60克，
火腿2片，韭菜20克，芦笋
8根，绿豆芽30克

- 热量 295.2千卡
- 糖类 61.4克
- 蛋白质 4.6克
- 脂肪 3.5克
- 膳食纤维 2.8克

调味料：

香油、盐、白芝麻、烤肉酱、大蒜泥、醋各
1/2小匙

做法：

① 粉条煮软后冲冷水沥干；小黄瓜洗净，和
火腿都切丝备用。

② 韭菜、芦笋洗净，切小段，加入洗净的绿
豆芽以热水烫熟备用。

③ 将调味料拌匀，加入做法①、②的材料，
用手抓拌均匀，盛盘即可。

功效解读

　　小黄瓜含果胶，可吸附肠胃中的物质，
有助于排便，还能包覆食物，增加饱腹感，
让人餐后不至于很快就饿，可控制食量。

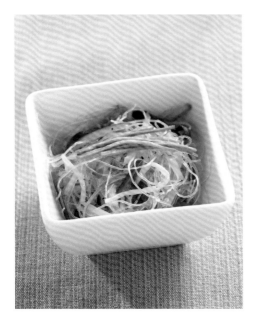

姜丝脆瓜

材料：

小黄瓜2根，辣椒1个，姜
丝30克，大蒜末15克，白
芝麻适量

- 热量 138.2千卡
- 糖类 12.2克
- 蛋白质 3.6克
- 脂肪 8.3克
- 膳食纤维 2.9克

调味料：

盐、白糖、香油各1小匙，醋1/4小匙

做法：

① 小黄瓜洗净，去头尾切条，抹盐腌20分
钟，出水后沥干备用。

② 辣椒洗净，对切，去籽，切丝备用。

③ 将做法①、②的材料放入碗中，加入姜
丝、大蒜末、剩余调味料拌匀，静置30分
钟，食用前撒上白芝麻即可。

功效解读

　　姜能使血液循环更顺畅，还可增加胃液
的分泌；小黄瓜能促进肠道蠕动、帮助消化，
还能消除水肿、促进排毒。

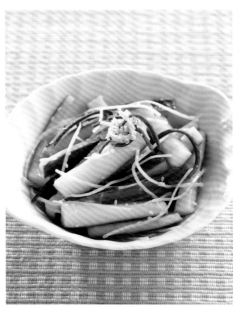

可口瓜类食材

凉拌西红柿黄瓜

材料：

小黄瓜2根，西红柿1个，黄甜椒20克，大蒜1瓣

- 热量 99.2千卡
- 糖类 11.2克
- 蛋白质 1.6克
- 脂肪 5.4克
- 膳食纤维 1.6克

调味料：

香油、白糖、醋各1小匙，酱油2小匙，盐适量

做法：

❶ 小黄瓜洗净，去蒂，切滚刀块；黄甜椒洗净切圈。

❷ 小黄瓜块加适量盐，腌渍片刻；西红柿洗净，去蒂，切块。

❸ 大蒜剥皮，磨成泥；将腌好的小黄瓜块与西红柿块、黄甜椒圈放入盘中。

❹ 将剩余调味料与大蒜泥调成酱汁，淋在小黄瓜块、黄甜椒圈及西红柿块上即可。

功效解读

　　小黄瓜含有丙醇二酸，能抑制糖类转变为脂肪，可避免体内脂肪的堆积，预防肥胖。西红柿的膳食纤维可促进肠道蠕道，排出体内有毒物质。

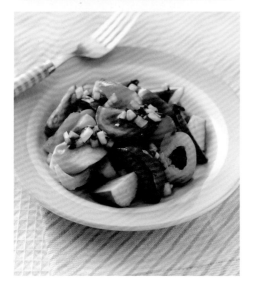

和风黄瓜寿司

材料：

小黄瓜150克，寿司米80克，寿司海苔2片

- 热量 452.3千卡
- 糖类 68.8克
- 蛋白质 8.8克
- 脂肪 15.8克
- 膳食纤维 1.7克

调味料：

寿司醋2大匙，橄榄油1小匙，美乃滋1大匙

做法：

❶ 寿司米洗净，加水，放入电饭锅煮成饭，再拌入橄榄油和寿司醋，放凉。

❷ 小黄瓜洗净，去蒂。

❸ 将寿司海苔摊平放在竹卷帘上，依序铺上米饭、小黄瓜，再加美乃滋，最后卷成长条状，切小段后即可食用。

功效解读

　　小黄瓜含有黄瓜酶，能促进新陈代谢，有助于控制体重。其所含的维生素 E 的抗氧化功效能对抗自由基所造成的伤害，有效抗衰老。

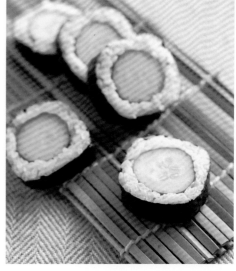

第六章
低卡花果类食材

　　花果类与绿色蔬菜一样都是低卡低脂、高纤的食材。它们承袭了蔬菜的优点，也能帮助减肥者降低热量摄取量、延长饱腹时间、清肠排毒。

　　但是，它们的外形更多样，且有强大的抗氧化力，如西红柿、彩椒的茄红素，茄子的花青素等；秋葵也是营养丰富的食材，能缓解运动后的肌肉酸痛，补充蛋白质、钙质。

　　花果类食材的营养虽然不算完整，但是矿物质、维生素、植物化学物质等营养成分对于人体代谢、排毒、抗氧化有着很好的作用，非常有益于人体健康。

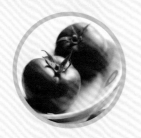
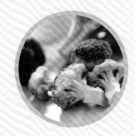
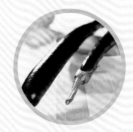

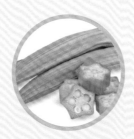
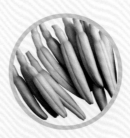

英文名：Tomato　别名：番茄、洋柿子、小金耳　提示：祛脂功效佳的"抗癌小尖兵"

西红柿

适用者
- ➡ 高血压患者　➡ 癌症患者

排毒有效成分
- ➡ 膳食纤维
- ➡ 有机酸

不适用者
- ➡ 气喘患者
- ➡ 痛风患者
- ➡ 风湿病患者

性味
性微寒，味甘、酸

功效
- ➡ 促进消化
- ➡ 防癌抗癌
- ➡ 美容养颜

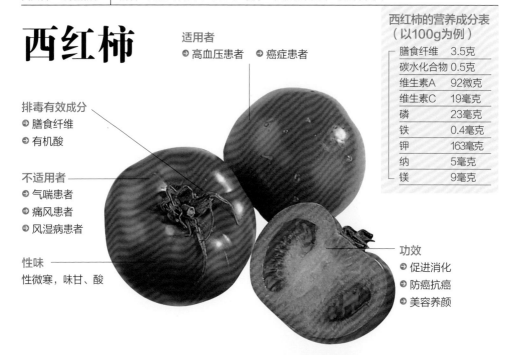

西红柿的营养成分表 （以100g为例）	
膳食纤维	3.5克
碳水化合物	0.5克
维生素A	92微克
维生素C	19毫克
磷	23毫克
铁	0.4毫克
钾	163毫克
纳	5毫克
镁	9毫克

排毒瘦身原理

1. 每100克西红柿仅含20千卡热量，是低卡食物，热量很低、饱腹感高，适合用来减肥；其所含的膳食纤维能清洁肠道。
2. 西红柿中含有机酸，包括柠檬酸、苹果酸，能帮助消化，清除多余脂肪，帮助排毒。

食用效果

1. 西红柿的抗氧化成分很多，包括维生素A、维生素C、茄红素、芸香素，对前列腺癌、乳癌、肺癌、结肠癌等有抑制作用。
2. 西红柿富含钾、钠，对高血压患者有益，能改善高血压、预防心血管疾病，也有助于肾病患者排出水分。
3. 西红柿能养颜美容，它所含的维生素A能保护皮肤，维生素C则可以美白肌肤。
4. 西红柿中的谷胱甘肽很丰富，可以抑制黑色素的形成，有美白作用。

食用方法

1. 西红柿用油烹调后，其胡萝卜素、茄红素更能发挥营养功效，但维生素C多少会被高温破坏。若想完整保留维生素C，加热时间不宜太久。
2. 将西红柿、菠萝打成果汁饮用，可促进肠胃蠕动、防治便秘，且低糖、高纤，有益于血糖和体重的控制。

食用禁忌

1. 西红柿中的果胶遇到胃酸容易产生硬块，会造成腹痛，所以空腹时不宜吃太多。
2. 未成熟的西红柿常呈绿色，含龙葵碱，有毒，勿食，转红才能食用。而本身即偏绿的西红柿，则要确定变软熟后才能食用。
3. 气喘患者、痛风患者、风湿病患者不宜食用西红柿。

桑葚西红柿黄瓜沙拉

材料：
西红柿100克，小黄瓜50克，
桑葚、洋葱、西芹各30克

调味料：
水果醋2大匙

- 热量 129.8千卡
- 糖类 28.8克
- 蛋白质 2.2克
- 脂肪 0.6克
- 膳食纤维 3.8克

做法：

❶ 将所有材料洗净。西红
柿切瓣；小黄瓜切块；西芹切段；洋葱切丝。

❷ 所有材料和水果醋拌匀，即可食用。

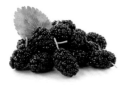

功效解读

西红柿中的有机酸包括柠檬酸、苹果酸，都具有帮助消化的功能，并且能清除多余脂肪、协助身体排出毒素、减少脂肪堆积。

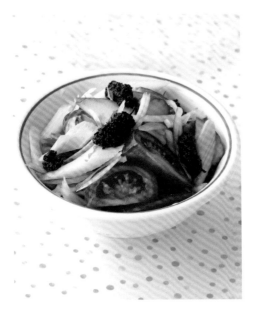

西红柿炒蛋

材料：
西红柿200克，鸡蛋4个，
洋葱50克，水适量

- 热量 573.7千卡
- 糖类 22.9克
- 蛋白质 31.8克
- 脂肪 39.5克
- 膳食纤维 4.0克

调味料：
橄榄油1大匙，白糖、盐各1
小匙

做法：

❶ 将鸡蛋打在碗里，打匀成蛋液备用。

❷ 西红柿洗净，去蒂，切块；洋葱切末，备用。

❸ 热锅加橄榄油，将蛋液入锅快速翻炒，炒熟后盛起备用。

❹ 用同一锅，爆香洋葱末，放入西红柿块，加水和其余调味料拌炒，再倒入做法❸的材料炒匀即可。

功效解读

西红柿中的膳食纤维具有清肠排毒功效，而且热量又低，容易产生饱腹感，是适合用来减肥的优良食材。

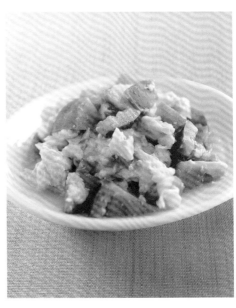

低卡花果类食材

茄子

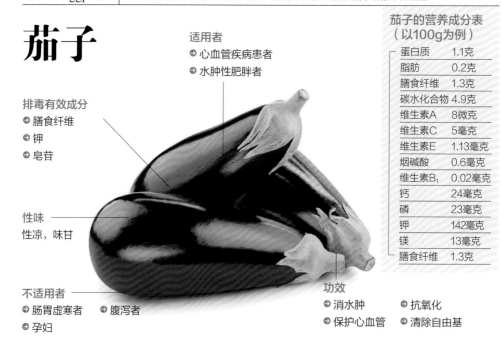

适用者
- 心血管疾病患者
- 水肿性肥胖者

排毒有效成分
- 膳食纤维
- 钾
- 皂苷

性味
性凉，味甘

不适用者
- 肠胃虚寒者
- 腹泻者
- 孕妇

功效
- 消水肿
- 抗氧化
- 保护心血管
- 清除自由基

茄子的营养成分表（以100g为例）

蛋白质	1.1克
脂肪	0.2克
膳食纤维	1.3克
碳水化合物	4.9克
维生素A	8微克
维生素C	5毫克
维生素E	1.13毫克
烟碱酸	0.6毫克
维生素B_1	0.02毫克
钙	24毫克
磷	23毫克
钾	142毫克
镁	13毫克
膳食纤维	1.3克

排毒瘦身原理

1. 茄子每100克的热量仅23千卡，膳食纤维1.3克，脂肪0.2克。其低卡、低脂、高纤，适合减肥人群食用。
2. 茄子中有皂苷等多种成分，能降低胆固醇、血脂，并可提升身体的代谢率，间接预防肥胖。另外，钾钠比值高，能消除水肿，避免水肿性肥胖。

食用效果

1. 茄子能预防心血管疾病，其所含的维生素P能增强血管弹性、防止破裂；其所含的维生素E、花青素能避免血管硬化。所以，食用茄子能预防冠心病、中风。
2. 茄子能舒缓大脑疲劳。它的维生素B_1、烟碱酸含量多，对神经系统、大脑有益，能减缓大脑疲劳、增强记忆力。

3. 茄子的维生素A、维生素C、维生素E能互相强化抗氧化效果，可清除自由基、预防氧化、延缓老化、抗癌。

食用方法

1. 茄科作物生品常含龙葵碱，过量食用将引起人体中毒。若食用时口中有发麻感，就是龙葵碱已经过量、有毒，应立即停止食用。在烹调时加醋，能破坏其毒性。
2. 茄子外皮有多酚类化合物等营养成分，含量相当丰富，连皮食用更佳。
3. 最好不要以油炸的方式烹调茄子，以免营养成分流失。

食用禁忌

1. 茄子性凉，孕妇宜节制食用量。
2. 肠胃虚寒、腹泻者不宜食用太多茄子，以免加重症状。

彩椒拌双茄

2人份

材料：

西红柿2个，黄彩椒1个，茄子150克，罗勒叶20克

- 热量 268.1千卡
- 糖类 24.8克
- 蛋白质 5.5克
- 脂肪 16.4克
- 膳食纤维 9.1克

调味料：

橄榄油1大匙，柠檬汁适量，盐、酱油各1/2小匙

做法：

❶ 所有材料洗净。西红柿切薄片；茄子切长条；黄彩椒切块，备用。

❷ 热锅加水，水沸后将做法❶的材料放入烫3分钟，捞起放凉备用。

❸ 将所有调味料与做法❷的材料搅拌，冷藏1小时，食用前撒上罗勒叶即可。

功效解读

茄子含有维生素 P，能降低胆固醇、防止动脉硬化，且含丰富的膳食纤维，可改善便秘、帮助排出毒素。

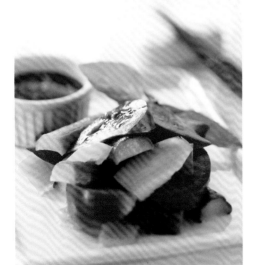

橘香紫苏茄

1人份

材料：

茄子100克，紫苏叶20克，白芝麻适量

- 热量 99.4千卡
- 糖类 24.0克
- 蛋白质 1.4克
- 脂肪 1.0克
- 膳食纤维 3.0克

调味料：

金橘酱2大匙

做法：

❶ 茄子洗净，切小段，泡水3分钟。

❷ 将茄子段放入蒸锅中蒸熟。

❸ 撒上白芝麻，食用时，以紫苏叶包裹茄子段，蘸金橘酱即可。

功效解读

茄子热量低，是适合减重者的优良食物，其所含的皂苷可降低胆固醇、血脂，能提升身体代谢率，间接预防肥胖的发生。

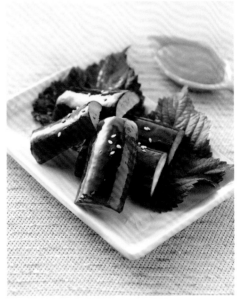

低卡花果类食材

| 英文名：Broccoli | 别名：青花菜、绿花椰菜　提示：高纤、易饱腹，抗氧化防癌能力强 |

西蓝花

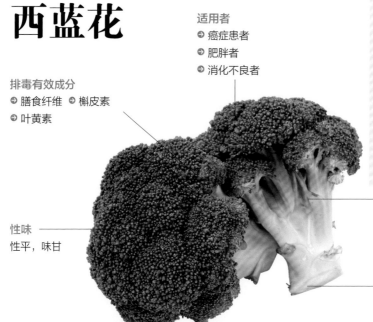

适用者
➡ 癌症患者
➡ 肥胖者
➡ 消化不良者

排毒有效成分
➡ 膳食纤维　➡ 槲皮素
➡ 叶黄素

西蓝花的营养成分表 （以100g为例）	
维生素A	1.2毫克
维生素C	51毫克
维生素E	0.9毫克
膳食纤维	1.6克
烟碱酸	0.6毫克
钙	67毫克
钾	17毫克
磷	72毫克
钠	18.8毫克
镁	17毫克

性味
性平，味甘

不适用者
➡ 肾功能不佳者
➡ 凝血功能异常者
➡ 甲状腺肿大者

功效
➡ 抗氧化　　➡ 防癌
➡ 消除水肿

排毒瘦身原理

❶ 西蓝花的膳食纤维含量高，每100克中有1.6克；其热量也低，每100克仅36千卡，是低卡高纤的食物。

❷ 食用西蓝花很容易产生饱腹感，餐前吃一些即可降低饥饿感，不知不觉中就可减少热量摄取。

❸ 西蓝花中的槲皮素和叶黄素等成分可以防止低密度脂蛋白胆固醇在血管壁上的沉积，对降脂有利。

食用效果

❶ 西蓝花富含维生素A、维生素C、维生素E等抗氧化成分，能增强新陈代谢、增强免疫力。

❷ 西蓝花中的萝卜硫素能增强肝脏的解毒能力，把毒素转成无毒的物质；硒则能强化

身体清除自由基的能力。

❸ 西蓝花中的吲哚类对乳癌、直肠癌、胃癌、子宫颈癌、消化性溃疡的防治效果得到了普遍认可。

食用方法

西蓝花加热时间不宜太久，以免营养成分流失。可先过热水，再快炒或蒸熟，能保留营养成分。

食用禁忌

❶ 西蓝花对某些抗凝血药物有降低药效的作用，心脏病患者宜向医生咨询后再食用。

❷ 西蓝花中有些成分会干扰甲状腺对碘的吸收利用，会致使甲状腺肿大。因此，甲状腺肿大或甲状腺功能低下者，食用时需注意。

松子西蓝花沙拉

材料:

西蓝花100克，松子仁15克，花菜100克

- 热量 372.4千卡
- 糖类 16.5克
- 蛋白质 9.0克
- 脂肪 30.0克
- 膳食纤维 7.3克

调味料:

美乃滋2大匙，柳橙汁1大匙

做法:

1. 将西蓝花和花菜洗净，切小朵，烫熟后冰镇，沥干装盘。

2. 松子仁汆烫后，放进烤箱略烤至有香味即可。

3. 调味料调匀，与松子仁一起撒在西蓝花和花菜上即可。

功效解读

西蓝花的膳食纤维含量丰富，且热量很低，并含有维生素C，不仅可抗氧化，也能预防便秘、轻松排出毒素。

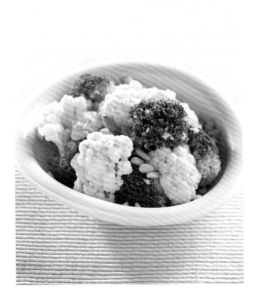

柳松菇烩西蓝花

材料:

西蓝花100克，柳松菇75克，葱1根，姜1片，蟹味菇50克

- 热量 112.7千卡
- 糖类 17.5克
- 蛋白质 9.2克
- 脂肪 0.6克
- 膳食纤维 6.9克

调味料:

橄榄油、蚝油各2小匙，水淀粉1小匙

做法:

1. 西蓝花洗净，切小朵，汆烫后捞起沥干。

2. 柳松菇、蟹味菇洗净，剥小朵；葱洗净，切段；姜洗净，切丝。

3. 热油锅，爆香葱段、姜丝，倒入蚝油和水淀粉，炒匀。

4. 加西蓝花、柳松菇和蟹味菇，翻炒至入味即可。

功效解读

西蓝花含有膳食纤维，能吸附肠道中的废物和多余的油脂，将其排出体外，达到排毒、减重的效果。

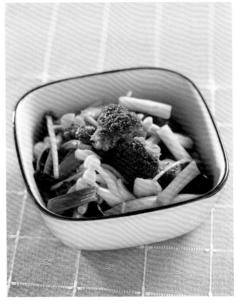

低卡花果类食材

金针花

适用者
- 神经过敏者
- 忧郁者
- 失眠者
- 用眼过度者

排毒有效成分
- 维生素 A
- 维生素 C
- 烟碱酸
- 钾

不适用者
- 皮肤瘙痒者

性味
性微寒，味甘

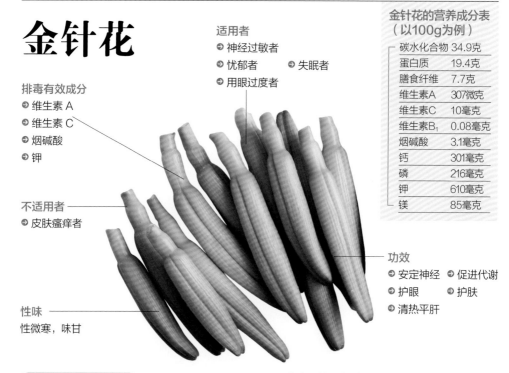

功效
- 安定神经
- 促进代谢
- 护眼
- 护肤
- 清热平肝

金针花的营养成分表（以100g为例）	
碳水化合物	34.9克
蛋白质	19.4克
膳食纤维	7.7克
维生素A	307微克
维生素C	10毫克
维生素B_1	0.08毫克
烟碱酸	3.1毫克
钙	301毫克
磷	216毫克
钾	610毫克
镁	85毫克

排毒瘦身原理

1. 金针花含有烟碱酸，能降低胆固醇、甘油三酯，并促进血液循环；其还含有维生素A、维生素C等抗氧化成分，能提高身体代谢率。
2. 金针花低卡、低脂、高纤，不会造成身体的负担，不易造成肥胖。金针花中钾的含量也高，能去除水肿、促进水分代谢，使身体显得更轻盈。

食用效果

1. 金针花含有钙、磷、天门冬素、维生素B_1、烟碱酸等镇定神经的成分，能改善神经衰弱、失眠等症状，可去除烦闷、使人心情开朗。
2. 金针花中的维生素A、叶黄素能保护眼睛；维生素A、维生素B_2、维生素C、烟碱酸则能保养皮肤。
3. 金针花能清除肺热、平肝，还有开郁、安神的功效。

食用方法

1. 新鲜的金针花含秋水仙碱，会导致呕吐、腹泻等中毒症状。采摘后需先浸泡水中2小时，去除水分后再烹调。
2. 新鲜金针花烹调前必须去掉花蕾。干制品则应泡开并彻底洗净，使其褪去硫黄味及色泽。

选购方法

市售新鲜金针花分黄色花苞和绿色花苞两种，还有晒制成金针花干的成品。采购时需留意，有些颜色太过鲜艳，可能添加了药物以保持色泽，反而不是良品。

香煎金针嫩鸡

材料：

鸡肉120克，金针花80克

- ● 热量 233.3千卡
- ● 糖类 5.0克
- ● 蛋白质 29.1克
- ● 脂肪 10.8克
- ● 膳食纤维 2.0克

调味料：

橄榄油2小匙，盐1/4小匙，酱油1/2小匙

做法：

❶ 鸡肉洗净，切块，用酱油腌10分钟。

❷ 热油锅，放入鸡肉块，以小火煎至表面呈金黄色，加入金针花、盐和水略炒。

❸ 焖煮约2分钟即可。

功效解读

金针花因为含有膳食纤维，所以具有降低胆固醇、促进肠道蠕动、促进有毒物质排出、防止便秘之效。

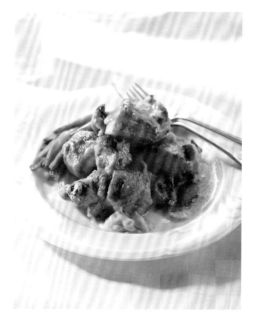

金针花炒肉丝

材料：

绿金针花150克，猪肉50克，辣椒1个，大蒜3瓣

- ● 热量 203.3千卡
- ● 糖类 10.0克
- ● 蛋白质 12.0克
- ● 脂肪 12.0克
- ● 膳食纤维 3.8克

调味料：

橄榄油2小匙，酱油1小匙，米酒1/2小匙，盐、淀粉各1/4小匙

做法：

❶ 绿金针花洗净，去硬梗，泡水中备用；大蒜剥皮，切末；辣椒洗净，切丝备用。

❷ 猪肉洗净，切丝，以酱油、米酒和淀粉腌10分钟。

❸ 热油锅，爆香大蒜末和辣椒丝，加绿金针花和猪肉丝炒熟，起锅前，加盐拌匀即可。

功效解读

金针花是低卡、高纤的蔬菜，能刺激肠道蠕动，有助于有毒物质的排出。其钾含量也高，有去除水肿、促进水分代谢的功能。

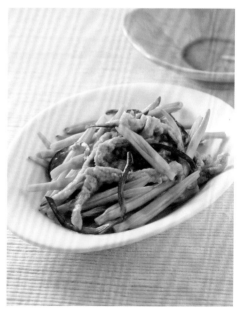

低卡花果类食材

英文名：Okra	别名：黄蜀葵、羊角豆	提示：营养成分质量均优，低卡、高纤

秋葵

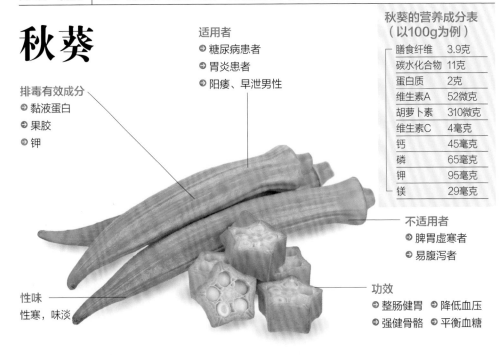

排毒有效成分
- 黏液蛋白
- 果胶
- 钾

适用者
- 糖尿病患者
- 胃炎患者
- 阳痿、早泄男性

秋葵的营养成分表（以100g为例）

膳食纤维	3.9克
碳水化合物	11克
蛋白质	2克
维生素A	52微克
胡萝卜素	310微克
维生素C	4毫克
钙	45毫克
磷	65毫克
钾	95毫克
镁	29毫克

不适用者
- 脾胃虚寒者
- 易腹泻者

性味
性寒，味淡

功效
- 整肠健胃
- 降低血压
- 强健骨骼
- 平衡血糖

排毒瘦身原理

1. 秋葵所含的黏液蛋白、果胶能促进胃的消化，在肠道中可延缓食物被吸收的速度，降低人对进食的欲望；并能帮助粪便柔软成形，改善便秘，预防宿便产生。

2. 秋葵钾含量高，有助于消除水肿、促进体液循环。

食用效果

1. 秋葵含有黏液蛋白、果胶，能整肠健胃，能温和地帮助食物消化、吸收，对胃炎、消化性溃疡都具有食疗效果。

2. 秋葵的蛋白质、矿物质、维生素含量较高，能促进废物代谢，并能补充蛋白质，加速废物排出。

3. 秋葵富含胡萝卜素，可维持胰岛素正常分泌，辅助平衡血糖。

4. 秋葵含钙量丰富，对人体骨骼、牙齿的健康很有帮助。

5. 秋葵高钾、低钠，能消水肿、降血压，高血压、水肿型肾病患者可适量食用。

6. 秋葵被誉为"植物壮阳药"，能改善阳痿、早泄症状。研究证实，这与它的蛋白质、钙、磷、维生素A含量高及黏液物质有关。

食用方法

1. 秋葵外皮有茸毛，可用盐搓洗干净。

2. 秋葵的种子可榨成食用油，营养价值高于一般油类。

食用禁忌

1. 不能以铜、铁的器皿盛装或煮食秋葵，否则会导致秋葵变色、变味。

2. 秋葵属于寒性偏凉的蔬菜，故脾胃虚寒、易腹泻者不宜多食。

秋葵香拌豆腐

材料:

秋葵100克，豆腐1块，枸杞子5克，大蒜2瓣

调味料:

酱油2小匙，香油1小匙

- ● 热量 213.5千卡
- ● 糖类 19.2克
- ● 蛋白质 13.2克
- ● 脂肪 9.3克
- ● 膳食纤维 5.5克

做法:

❶ 秋葵洗净，切段；豆腐切块，和枸杞子分别以沸水烫熟，再捞出沥干。

❷ 大蒜切末，和所有调味料混匀，再拌入秋葵段和豆腐块。

❸ 撒上枸杞子即可食用。

功效解读

秋葵含有黏液蛋白及果胶，具保护胃壁的作用，同时可以促进排便、缓解便秘，可有效清理肠道、帮助减肥。

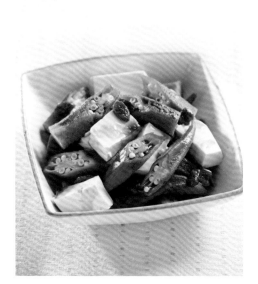

梅香秋葵拌山药

材料:

秋葵、山药各60克，柴鱼片适量，紫苏梅肉2颗

- ● 热量 67.8千卡
- ● 糖类 12.7克
- ● 蛋白质 2.5克
- ● 脂肪 1.4克
- ● 膳食纤维 3.1克

调味料:

盐、白糖各适量，米醋、味酥各1/2小匙

做法:

❶ 秋葵洗净后撒上适量盐，氽烫后沥干，对半切；紫苏梅肉切末。

❷ 山药洗净，去皮，切条状，浸泡醋水约10分钟，捞起备用。

❸ 将其余调味料混合，拌入秋葵段、山药条和紫苏梅肉末，最后撒上柴鱼片即可。

功效解读

秋葵属于低脂肪、低热量、零胆固醇的食材，其黏液中的果胶可减少人体对脂肪和胆固醇的吸收，帮助排出毒素。

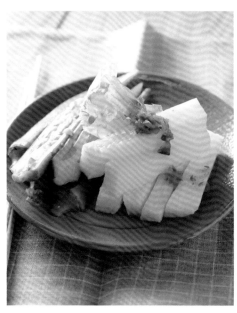

低卡花果类食材

秋葵炒豆干

材料：

秋葵120克，豆干60克，辣椒1/2个，葱1根，姜1片

● 热量 259.8千卡
● 糖类 14.3克
● 蛋白质 14.6克
● 脂肪 16.1克
● 膳食纤维 6.2克

调味料：

橄榄油2小匙，盐1/4小匙

做法：

1. 将所有材料洗净。秋葵去蒂头，切斜段；豆干切片；姜切丝；辣椒切末；葱白切丝，剩余部分切末。
2. 热油锅，加辣椒末、姜丝和葱末炒香，再加豆干片略炒。
3. 加秋葵段和盐，拌炒至熟起锅，最后撒上葱丝即可。

功效解读

秋葵的膳食纤维含量高，热量低；其黏液中的果胶可保护肠胃黏膜、帮助消化。

香炒核桃秋葵

材料：

核桃仁15克，竹笋60克，秋葵150克，大蒜2瓣，胡萝卜30克

● 热量 300.7千卡
● 糖类 20.4克
● 蛋白质 6.9克
● 脂肪 21.3克
● 膳食纤维 9.1克

调味料：

橄榄油2小匙，盐1/2小匙，白糖1/4小匙

做法：

1. 秋葵洗净，去蒂头，切段；竹笋、胡萝卜洗净，竹笋去皮，切小块；核桃仁切碎；大蒜剥皮，切末。
2. 热油锅，炒香大蒜末，再加入胡萝卜块、竹笋块和秋葵段翻炒至熟。
3. 加盐和白糖调味，再加核桃碎拌匀即可盛盘。

功效解读

秋葵所含的黏液蛋白可保护受损的胃肠道黏膜；果胶可吸附毒素物质，使其排出体外。

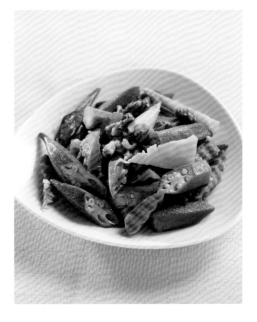

第七章
鲜美菌菇类食材

　　菌菇类是蔬菜的一种，也有丰富的膳食纤维，可清肠、预防便秘。对于想变瘦的人来说，是既可补充体力又可减肥的食物。菌菇类的热量低，又含腺嘌呤、胆碱等成分，能有效降低血脂。

　　菌菇类含近年颇受瞩目的成分——多糖体，能抗氧化、防癌，可增强免疫力、抑制恶性肿瘤的生长。

　　此外，香菇、黑木耳中含麦角固醇，经阳光照射可合成维生素D，对钙质吸收有帮助，能强健骨骼、牙齿。而银耳、松茸菇富含维生素，能养颜美容。

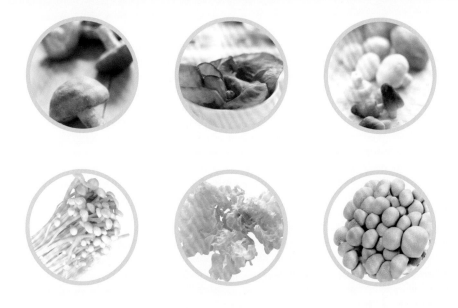

金针菇

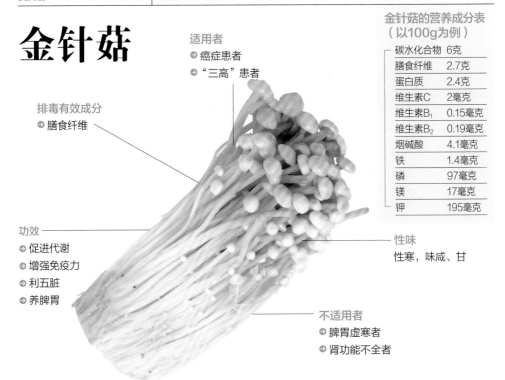

适用者
- 癌症患者
- "三高"患者

排毒有效成分
- 膳食纤维

功效
- 促进代谢
- 增强免疫力
- 利五脏
- 养脾胃

性味
性寒，味咸、甘

不适用者
- 脾胃虚寒者
- 肾功能不全者

金针菇的营养成分表	
（以100g为例）	
碳水化合物	6克
膳食纤维	2.7克
蛋白质	2.4克
维生素C	2毫克
维生素B_1	0.15毫克
维生素B_2	0.19毫克
烟碱酸	4.1毫克
铁	1.4毫克
磷	97毫克
镁	17毫克
钾	195毫克

排毒瘦身原理

1. 金针菇的热量低，每100克中仅含32千卡，不会造成身体负担。
2. 金针菇膳食纤维含量高，每100克中有2.7克，能清除肠道中的胆固醇与毒素，预防宿便堆积。

食用效果

1. 金针菇中的赖氨酸、精氨酸含量丰富，对儿童智力发育有帮助，因此又名"智力菇"。
2. 金针菇中的金针菇素是一种抗癌能力很强的多糖体，能增强免疫力。
3. 金针菇的维生素B_1含量特别丰富，具有促进能量代谢、保持神经系统功能正常的效果。

4. 金针菇的烟碱酸含量高，有助于血管正常扩张，可辅助降血压。

食用方法

水煮的方式能使金针菇所含的维生素B_1、维生素B_2溶于汤汁，食用时宜连汤一起食用。烹煮金针菇的时间不宜过久，以免营养价值高的蛋白质及维生素流失。

食用禁忌

1. 金针菇必须煮熟再食用，因为其含秋水仙碱，生食易导致呕吐、腹泻，煮熟后对人体无害。
2. 金针菇的钾、磷含量高，肾功能不全者不宜食用太多。
3. 脾胃虚寒者不宜多食用金针菇。

红烧金针菇

材料：

金针菇50克，胡萝卜20克，银耳、黑木耳各30克，水适量

● 热量 57.9千卡
● 糖类 10.2克
● 蛋白质 1.9克
● 脂肪 1.5克
● 膳食纤维 5.9克

调味料：

橄榄油、酱油各1小匙，香油、盐各1/4小匙

做法：

❶ 所有材料洗净。金针菇去尾部；银耳、黑木耳泡开，切丝；胡萝卜去皮，切丝。

❷ 取锅加水，氽烫所有材料，放凉备用。

❸ 热锅加橄榄油，加剩余调味料和做法❷的材料，再加水，略烧煮至入味即可。

功效解读

金针菇富含膳食纤维，还含有一种具有调节免疫功能的蛋白质，可激活免疫系统，抑制肿瘤生长，消脂瘦身。

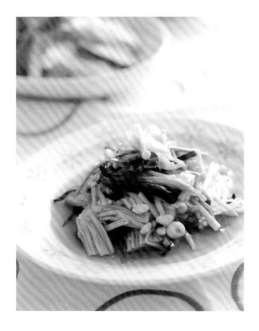

甜豆荚清炒金针菇

材料：

甜豆荚80克，金针菇120克，辣椒1个，大蒜3瓣

● 热量 182.0千卡
● 糖类 16.0克
● 蛋白质 5.2克
● 脂肪 10.8克
● 膳食纤维 5.7克

调味料：

橄榄油2小匙，盐1/2小匙

做法：

❶ 甜豆荚去头尾，和辣椒均洗净，切丝；大蒜剥皮，切末；金针菇洗净，剥散。

❷ 热油锅，爆香大蒜末，加其他材料炒熟。

❸ 起锅前加盐调味即可。

功效解读

金针菇可以清洁肠胃、改善便秘，去除肠内代谢废物和多余的胆固醇，是因其含有丰富的膳食纤维。

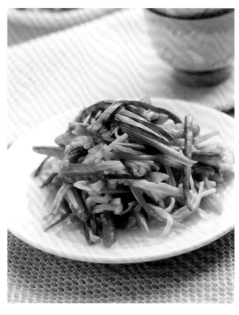

鲜美菌菇类食材

英文名：Tremella　｜　别名：白木耳、雪耳　提示：增强免疫力、抗癌，美肤、防便秘

银耳

排毒有效成分
- ⊃ 膳食纤维

功效
- ⊃ 美容养颜
- ⊃ 润肺养肝
- ⊃ 降低血脂
- ⊃ 抗癌

性味
性平，味甘、淡

适用者
- ⊃ "三高"患者
- ⊃ 癌症患者

不适用者
- ⊃ 慢性肠炎患者
- ⊃ 出血性疾病者

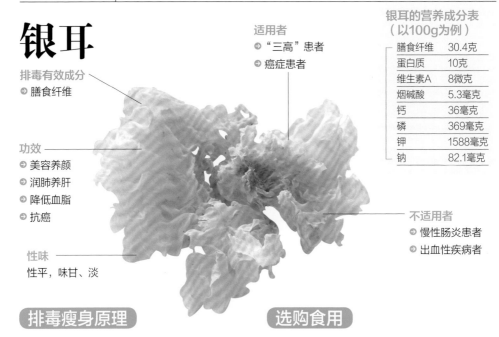

银耳的营养成分表 （以100g为例）	
膳食纤维	30.4克
蛋白质	10克
维生素A	8微克
烟碱酸	5.3毫克
钙	36毫克
磷	369毫克
钾	1588毫克
钠	82.1毫克

排毒瘦身原理

1. 银耳所含的膳食纤维经久煮后能变成胶状，容易使人产生饱腹感，可减少再进食的欲望。
2. 银耳所含的膳食纤维具有优良的清肠功能。作为"肠道的清道夫"，可排出肠道中的脂肪与胆固醇，并能间接降低血脂。

食用效果

1. 银耳以美容功效闻名，其所含的胶质能避免肌肤松弛导致的皱纹，可维持肌肤弹性、保持锁水能力。
2. 银耳中所含的银耳多糖能增强免疫力、强化骨髓造血功能，并且能辅助抗癌。
3. 银耳含有维生素D的前体物质——麦角固醇。麦角固醇在阳光照射后能合成维生素D，对钙质的吸收很有帮助。

选购食用

1. 购买银耳时，不宜选购颜色过白者。颜色过白，通常是经过漂白的，应选择颜色微黄者。
2. 干银耳处理时可先以水浸泡2小时，冲洗掉杂质后，再用温水泡发约30分钟，泡发后将蒂头去除，即可煮食。
3. 银耳煮食时间不宜过短，足够的加热时间能使其中的胶质与多糖物质溶出，有助于吸收。
4. 银耳中的维生素D可以促进牛奶中的钙质被人体吸收，因此吃银耳甜汤时可加入鲜奶。

食用禁忌

1. 银耳若味道变酸、变色、存放过久或有腐坏迹象，不可勉强食用，否则会引起中毒。
2. 银耳有抗凝血作用，有出血性疾病者，应避免食用。
3. 银耳多食易伤阳气，慢性肠炎患者不宜多食，否则会加重病情。

咖喱银耳烩鲜蔬

材料:

干银耳50克,胡萝卜50克,西蓝花75克,四季豆30克

调味料:

橄榄油1小匙,咖喱粉1大匙,脱脂鲜奶1杯,盐1/4小匙,白糖1/2小匙,水淀粉2小匙

- 热量 268.7千卡
- 糖类 38.4克
- 蛋白质 14.8克
- 脂肪 6.2克
- 膳食纤维 5.6克

做法:

① 全部材料洗净。干银耳泡水至软,去蒂,切片;西蓝花切小朵;胡萝卜去皮,切块;四季豆切段备用。

② 热油锅,炒香咖喱粉,加鲜奶煮匀,再加入所有材料、盐和白糖,以中火煮5分钟。起锅前用水淀粉勾芡即可。

功效解读

这道料理富含膳食纤维,整肠排毒的效果良好。银耳还有对抗老化、调节血糖、软化血管等多种功效。

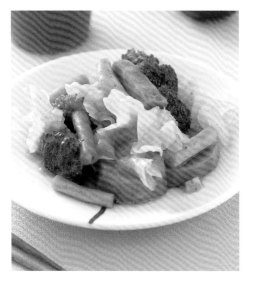

银耳红枣汤

材料:

干银耳、莲子各30克,红枣10克

调味料:

冰糖2小匙

- 热量 363.5千卡
- 糖类 69.8克
- 蛋白质 17.2克
- 脂肪 1.7克
- 膳食纤维 33.7克

做法:

① 银耳以冷水泡软,挑出杂质并摘除尾端蒂头;红枣洗净,备用。

② 将银耳放入水中,以小火慢炖4小时。

③ 加入红枣与冰糖,以中火煮沸,搅拌至冰糖溶化即可。

功效解读

银耳中膳食纤维的含量是所有菌菇类食物中较高的,可降低血液和肝脏内的胆固醇,热量又低,可以通便,吃了不易发胖。

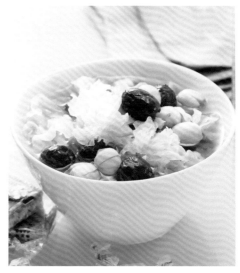

鲜美菌菇类食材

黑木耳

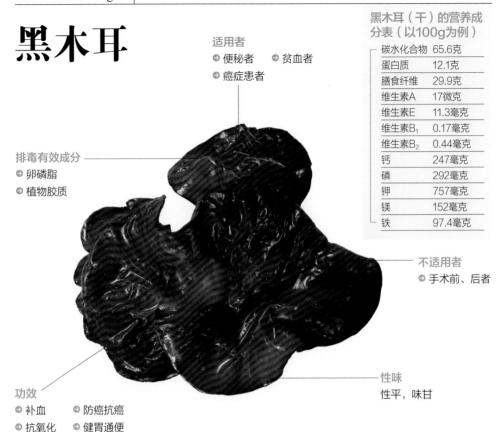

适用者
- 便秘者
- 贫血者
- 癌症患者

排毒有效成分
- 卵磷脂
- 植物胶质

不适用者
- 手术前、后者

功效
- 补血
- 防癌抗癌
- 抗氧化
- 健胃通便

性味
性平，味甘

黑木耳（干）的营养成分表（以100g为例）

碳水化合物	65.6克
蛋白质	12.1克
膳食纤维	29.9克
维生素A	17微克
维生素E	11.3毫克
维生素B_1	0.17毫克
维生素B_2	0.44毫克
钙	247毫克
磷	292毫克
钾	757毫克
镁	152毫克
铁	97.4毫克

排毒瘦身原理

1. 黑木耳的热量低，每100克仅含27千卡，不会造成身体负担。
2. 黑木耳含卵磷脂，能使血管中的胆固醇乳化，更容易被代谢，具有降低血脂的效果。
3. 黑木耳含有植物胶质，吸附肠道中毒素的能力相当强，对清洁肠道有良好的功效。

食用效果

1. 黑木耳含铁量高，有助于改善贫血、强化造血功能。
2. 黑木耳有抗凝血作用，能预防血栓形成、改善动脉硬化，对高血脂的人有益，能预防心血管疾病。
3. 黑木耳含有菇类特有的多糖体，其酸性多糖能抗氧化、防癌。

食用方法

1. 处理黑木耳时，若以热水浸泡，会使黑木耳失去保水度，宜用冷开水清洗与浸泡。
2. 黑木耳含有一种光敏感物质，因此，过敏者宜选择干燥的黑木耳，经处理后食用。

食用禁忌

黑木耳有抗凝血的作用，所以手术前、后的患者不宜过多食用。

黄豆拌木耳

材料：
黄豆50克，黑木耳150克

- 热量 288.7千卡
- 糖类 27.9克
- 蛋白质 19.3克
- 脂肪 13.0克
- 膳食纤维 17.7克

调味料：
盐1/4小匙，胡椒粉、香油适量

做法：

1. 黄豆洗净，泡水3小时，蒸熟后沥干。
2. 黑木耳泡发，洗净，切片，汆烫后沥干备用。
3. 将黑木耳片、蒸熟的黄豆及调味料拌匀即可食用。

功效解读

黑木耳富含膳食纤维及 B 族维生素，能促进体内热量代谢，并有软便通肠的作用。

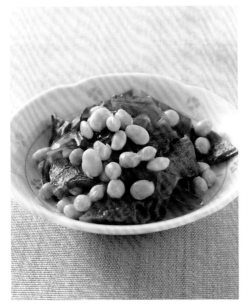

木耳炒时蔬

材料：
香菇2朵，干黑木耳2朵，胡萝卜25克，白菜80克

- 热量 23.6千卡
- 糖类 1.4克
- 蛋白质 1.3克
- 脂肪 0.4克
- 膳食纤维 2.6克

调味料：
橄榄油、盐各适量

做法：

1. 香菇与黑木耳洗净，泡软并切丝。
2. 胡萝卜与白菜洗净，胡萝卜去皮，和白菜均切细丝。
3. 热锅加油，放入所有材料以大火快速翻炒，加盐拌炒熟透后起锅即可。

功效解读

黑木耳含有丰富的胶质，可以吸附肠道中的废物及脂质，能加速体内毒素的排出、减脂瘦身。

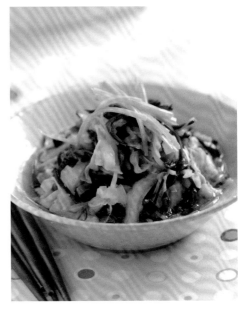

鲜美菌菇类食材

松茸菇

功效
➥ 强化肌肉 ➥ 美容养颜
➥ 缓解疲劳 ➥ 防癌抗癌

排毒有效成分
➥ 维生素 B_2
➥ 膳食纤维
➥ 精氨酸

性味
性平，味甘

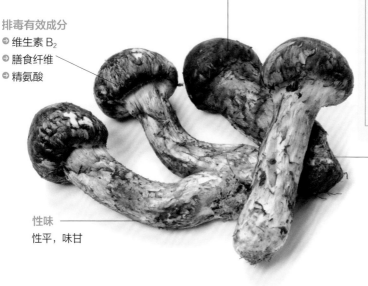

松茸菇的营养成分表 （以100g为例）	
碳水化合物	48.2克
膳食纤维	47.8克
蛋白质	20.3克
维生素E	3.1毫克
维生素B_2	1.48毫克
钙	14毫克
磷	50毫克
硒	98.4毫克
钾	307毫克
镁	9毫克
锌	6.6毫克

不适用者
➥ 痛风患者

排毒瘦身原理

1. 松茸菇含有丰富的维生素B_2，又含有精氨酸，它们都有促进脂肪代谢的效果，能改善肥胖。

2. 松茸菇是低热量、高纤的菇类，有助于降低肠道中的胆固醇，减少脂肪堆积。

食用效果

1. 松茸菇中的维生素B_2含量高，有预防皮肤炎、过敏性皮肤炎的功效，可养颜美容。

2. 松茸菇的鲜美滋味来自谷氨酸这种氨基酸。谷氨酸还具有活化大脑细胞、缓解脑部疲劳的效果。

3. 松茸菇中含有丰富的氨基酸，对于修复组织、缓解疲劳、促进生长发育有帮助，也有助于缓解运动后疲劳，促进脂肪代谢，强化肌肉力量。

4. 松茸菇含有多糖体，能抗氧化、防癌、增强免疫力；也含有硒，硒可分解已被氧化的脂肪，避免其留存体内而加速身体老化，也可辅助多糖体加强防癌效果。

食用方法

1. 松茸菇烹煮时间不宜太久。煮太久会使松茸菇缩水，且鲜美味道和口感易流失。

2. 松茸菇的营养易溶于水，连汤汁一起食用更佳。

3. 松茸菇烹调的方式很多，炒、蒸、烩、煮火锅、煮汤都相当美味。

食用禁忌

松茸菇中的嘌呤含量较高，痛风患者宜少食。

茼蒿拌松茸菇

材料:

茼蒿200克,松茸菇125克,高汤1/2杯,柴鱼片5克

- 热量 112.4千卡
- 糖类 13.5克
- 蛋白质 10.2克
- 脂肪 1.9克
- 膳食纤维 6.8克

调味料:

柴鱼酱油1大匙

做法:

1. 茼蒿洗净,切段;松茸菇洗净,撕小朵。
2. 高汤煮沸,加入柴鱼酱油调匀。
3. 放入茼蒿段和松茸菇,烫熟后熄火捞起。
4. 食用前拌入柴鱼片即可。

功效解读

医学研究发现,食用松茸菇可以增强人体免疫力、抑制癌细胞产生;其丰富的膳食纤维有助于排出毒素,并能促进排便。

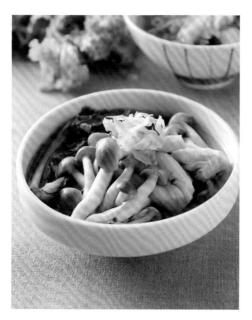

奶油炒双菇

材料:

松茸菇、柳松菇各75克,罗勒5克,大蒜3瓣

- 热量 159.5千卡
- 糖类 10.7克
- 蛋白质 5.3克
- 脂肪 10.6克
- 膳食纤维 6.0克

调味料:

奶油2小匙,盐1/4小匙,黑胡椒粉适量

做法:

1. 松茸菇、柳松菇切去根部,洗净;大蒜剥皮,切末;罗勒洗净,切末。
2. 以奶油热锅,炒香大蒜末,加入松茸菇、柳松菇,炒至熟软。
3. 加盐和黑胡椒粉调味,最后撒上罗勒末,盛盘即可。

功效解读

松茸菇与柳松菇都富含多糖体,能增强人体免疫力,增强巨噬细胞的能力;它们丰富的维生素 B_2 也有助于代谢脂肪、改善肥胖。

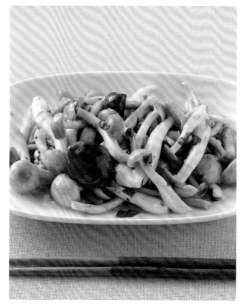

鲜美菌菇类食材

香菇

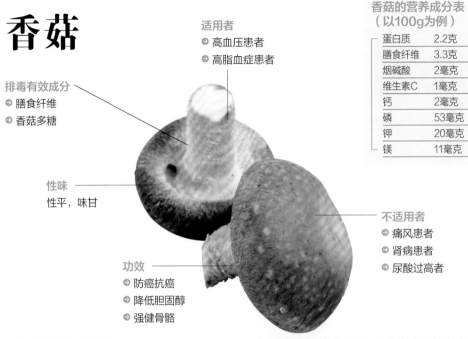

排毒有效成分
- 膳食纤维
- 香菇多糖

性味
性平，味甘

功效
- 防癌抗癌
- 降低胆固醇
- 强健骨骼

适用者
- 高血压患者
- 高脂血症患者

不适用者
- 痛风患者
- 肾病患者
- 尿酸过高者

香菇的营养成分表（以100g为例）	
蛋白质	2.2克
膳食纤维	3.3克
烟碱酸	2毫克
维生素C	1毫克
钙	2毫克
磷	53毫克
钾	20毫克
镁	11毫克

排毒瘦身原理

1. 香菇热量不高，每100克中仅含26千卡，是低卡高纤的减肥佳蔬。

2. 香菇的膳食纤维含量丰富，能够促进排便，将体内毒素排出体外，并可降低胆固醇。

3. 香菇中的香菇多糖可促进T淋巴细胞的产生，并提高T淋巴细胞的杀伤活性，具有提高免疫细胞活性、改善自主神经调节功能、促进机体排毒等作用。

食用效果

1. 香菇含有核酸、葡聚糖、胆碱等成分，能减少血液中的胆固醇、增加血管弹性、避免心血管疾病。

2. 香菇含腺嘌呤，能促进肝脏中胆固醇的代谢，进而降低胆固醇水平，适合高脂血症患者食用。

3. 香菇中的麦角固醇是维生素D的前体物质，经阳光照射可形成维生素D，促进钙质吸收，预防骨质疏松，有益于牙齿生长和骨骼健康。

4. 香菇含有特殊的多糖类，能增强免疫力、抗病毒，也能抑制癌细胞的生长、转移。

食用保存

1. 香菇先经过曝晒再贮藏，能增加维生素D的含量。

2. 干香菇食用前要先冲洗，再以温热水泡发。香菇中的葡聚糖经冲洗、浸泡后易流失，因此清洗的时间不宜太长。若连水一同入菜，更能吸收其营养。

食用禁忌

香菇含腺嘌呤，对肾病患者、尿酸高者、痛风患者较不利，以上人群宜尽量避免食用。

双菇拌鸡肉

材料：

洋菇、生菜、小黄瓜各30克，新鲜香菇4朵，鸡胸肉100克

- 热量 270.5千卡
- 糖类 6.9克
- 蛋白质 25.3克
- 脂肪 15.8克
- 膳食纤维 1.8克

调味料：

橄榄油1大匙，酱油1小匙，白糖、黑胡椒粉各1/2小匙

做法：

1. 蔬菜洗净。小黄瓜、香菇均切块；洋菇对切；生菜撕成片状。
2. 鸡胸肉洗净，烫熟后捞起，撕成丝。
3. 热油锅，加香菇块、洋菇块和小黄瓜块炒熟，加鸡肉丝、酱油、白糖和黑胡椒粉拌匀。
4. 生菜装盘，将做法❸的材料置于生菜上即可。

功效解读

香菇含丰富的矿物质、膳食纤维及多糖类化合物，可增强免疫力、促进肠道蠕动及抗癌。此道料理口感清爽，很适合减肥者。

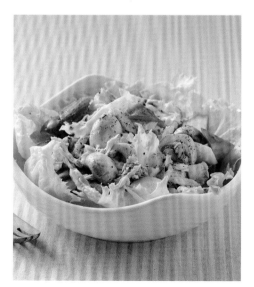

清蒸梅肉香菇

材料：

腌渍梅肉6粒，新鲜香菇6朵，洋葱半颗

- 热量 275.9千卡
- 糖类 16.8克
- 蛋白质 2.1克
- 脂肪 15.2克
- 膳食纤维 2.4克

调味料：

盐1/2大匙，料酒3大匙，酱油、淀粉各1大匙

做法：

1. 腌渍梅肉去核切丁；香菇洗净，去蒂，在菇伞上划十字。
2. 梅肉加入盐、料酒与酱油调味，填入香菇凹陷中。
3. 淀粉加水调成面糊，将香菇蘸满面糊。
4. 将香菇放入蒸锅蒸熟，取出后放入洋葱做成的托中即可。

功效解读

香菇含有葡聚糖，能增强免疫力、抗病毒，也能抑制癌细胞的生长；其中丰富的水溶性膳食纤维可增加饱腹感。

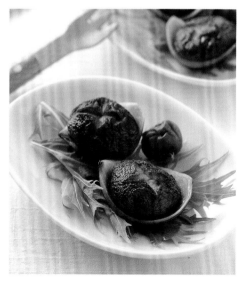

鲜美菌菇类食材

小白菜炒香菇

材料：
小白菜100克，香菇6朵，
水适量

- 热量 25千卡
- 糖类 4.2克
- 蛋白质 2.0克
- 脂肪 0.4克
- 膳食纤维 3.0克

调味料：
橄榄油、盐、酱油各适量

做法：

❶ 香菇洗净，用温开水浸泡，去蒂，划十字；小白菜洗净，切段备用。

❷ 锅中放油烧热，放入小白菜段略炒，再放入香菇一起炒。

❸ 锅中加入适量水，以盐与酱油调味，盖上锅盖，将小白菜煮软即可。

功效解读

　　香菇富含膳食纤维，排毒作用相当优越，能帮助消除体内堆积的毒素，并能改善宿便堆积所导致的便秘。

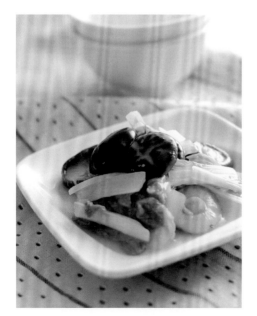

胡椒炒香菇

材料：
香菇8朵，洋葱40克，芹菜20克，葱花15克

2 人份

- 热量 153.0千卡
- 糖类 11.5克
- 蛋白质 3.1克
- 脂肪 10.5克
- 膳食纤维 4.1克

调味料：
食用油2小匙，米酒1小匙，黑胡椒粉、酱油各1/2小匙

做法：

❶ 香菇洗净，去蒂，切小块备用。

❷ 洋葱、芹菜洗净，切碎末备用。

❸ 热锅加食用油，放入香菇块、洋葱末、芹菜末和米酒翻炒，待材料炒透时，再加酱油和黑胡椒粉调味，最后撒上葱花，盛盘即可。

功效解读

　　香菇含有丰富的多糖体，能增强人体免疫力、防癌抗老；其所含的膳食纤维则可促进肠道蠕动，排出体内多余的废物。

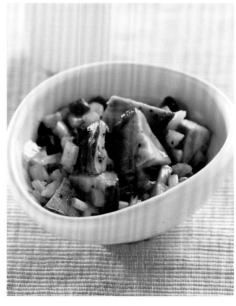

第八章
豆类及豆制品食材

　　豆类含有较高的蛋白质和糖类，热量不算低，尤其是黄豆、黑豆，因为脂肪含量较高，所以热量更高。但豆类的脂肪通常是不饱和脂肪酸，有益人体健康，其蛋白质是优质蛋白，都有助于降低血脂，并可促进脂肪代谢。所以，即使热量偏高，但只要控制食量，对人体还是有益的。

　　另外，豆类又含强大的抗氧化成分，其中的皂苷、花青素能避免脂肪氧化、预防心血管疾病。其膳食纤维的含量与绿色蔬菜类不相上下，所以也能预防便秘、促进肠道健康。

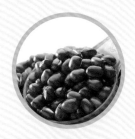
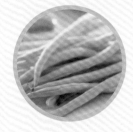
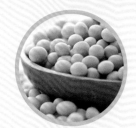
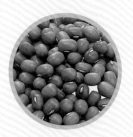
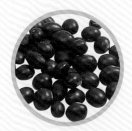
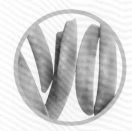

绿豆

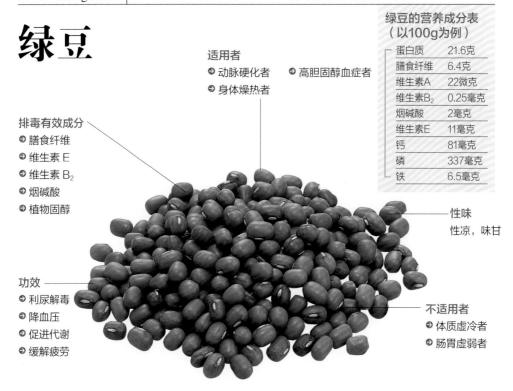

适用者
- ⊃ 动脉硬化者
- ⊃ 身体燥热者
- ⊃ 高胆固醇血症者

排毒有效成分
- ⊃ 膳食纤维
- ⊃ 维生素 E
- ⊃ 维生素 B_2
- ⊃ 烟碱酸
- ⊃ 植物固醇

功效
- ⊃ 利尿解毒
- ⊃ 降血压
- ⊃ 促进代谢
- ⊃ 缓解疲劳

绿豆的营养成分表（以100g为例）	
蛋白质	21.6克
膳食纤维	6.4克
维生素A	22微克
维生素B_2	0.25毫克
烟碱酸	2毫克
维生素E	11毫克
钙	81毫克
磷	337毫克
铁	6.5毫克

性味
性凉，味甘

不适用者
- ⊃ 体质虚冷者
- ⊃ 肠胃虚弱者

排毒瘦身原理

❶ 绿豆维生素B_2、烟碱酸的含量高，是碳水化合物、脂肪代谢所需的基本营养物质。另外又有丰富的维生素E，具抗氧化功效，可美容养颜、延缓衰老。

❷ 绿豆的膳食纤维含量高，能有效预防便秘；又含植物固醇，可排出肠道中的胆固醇，对肠道排毒助益很大。

食用效果

❶ 绿豆的皮能清热，果仁能解毒，是夏季不可或缺的降火、利尿食物。

❷ 绿豆的铁含量高，有助于造血。而钾含量高，几乎不含钠，能改善高血压。

❸ 绿豆能辅助排出人体内多余的水分、降低

血液中胆固醇含量、增加血管弹性，对心血管有益，是养生保健的好食材。

❹ 绿豆的B族维生素含量丰富，能缓解疲劳、补充体力；饮酒过量的人多吃绿豆能加速酒精代谢。

食用方法

绿豆能加工成很多副食品，能做成绿豆饭、绿豆糕、绿豆粉、绿豆粥。绿豆加米煮成绿豆饭，常吃能强化肝功能。

食用禁忌

❶ 绿豆蛋白较难消化，多吃会加重肠胃负担。腹泻、肠胃虚弱的人不能吃太多。

❷ 绿豆性凉，体质偏寒、容易手脚冰冷者，不宜食用太多，以免造成不适。

高纤绿豆炒饭

材料：

胡萝卜丁、芦笋丁各10克，薏苡仁30克，葱花5克，糙米70克，绿豆40克

- 热量 580.2千卡
- 糖类 100.3克
- 蛋白质 19.8克
- 脂肪 11.1克
- 膳食纤维 8.4克

调味料：

橄榄油1/2大匙，盐、酱油各1/2小匙

做法：

1. 糙米、绿豆和薏苡仁洗净，泡水1小时，放入电饭锅中加水煮熟。

2. 胡萝卜丁、芦笋丁分别放入沸水中氽烫，捞起沥干。

3. 热油锅，炒香葱花，加做法❶的材料翻炒，再加做法❷的材料、盐和酱油炒匀，盛盘即可。

功效解读

糙米、绿豆、薏苡仁均含有丰富的膳食纤维，有助于肠道的蠕动，可以增强肠道的排毒效率，改善便秘。

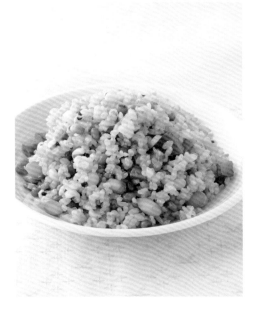

红枣绿豆粥

材料：

绿豆20克，红枣5颗，大米50克

- 热量 339.8千卡
- 糖类 74.5克
- 蛋白质 8.8克
- 脂肪 0.7克
- 膳食纤维 3.7克

调味料：

白糖1大匙

做法：

1. 材料洗净，红枣去核，切小块。

2. 绿豆、大米和红枣块放入锅中，加水煮沸，转小火熬煮约20分钟成粥。

3. 加白糖调味，即可熄火。

功效解读

绿豆的皮能清热，果仁能解毒，夏季常用来当成降火、利尿；红枣含有丰富的抗氧化植化素，有助于人体排毒。

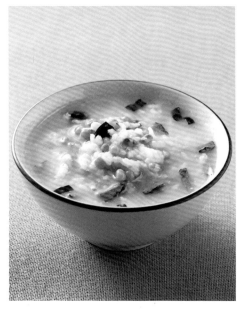

豆类及豆制品食材

英文名：Red Bean	别名：赤豆、小豆　提示：降胆固醇效果好，改善水肿也很有效

红豆

适用者
- 生理期女性
- 脚部水肿者
- 高脂血症患者

排毒有效成分
- 膳食纤维
- 皂苷
- 钾

功效
- 降低胆固醇
- 利尿消肿
- 补血养血
- 增强免疫力

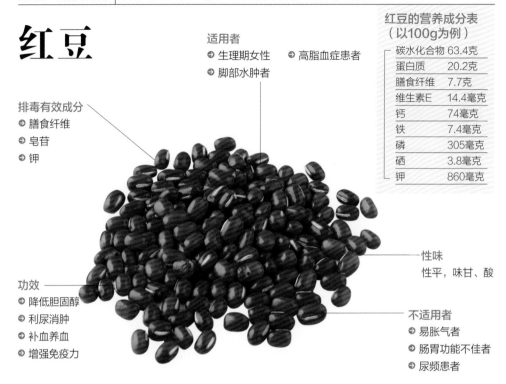

红豆的营养成分表 （以100g为例）	
碳水化合物	63.4克
蛋白质	20.2克
膳食纤维	7.7克
维生素E	14.4毫克
钙	74毫克
铁	7.4毫克
磷	305毫克
硒	3.8毫克
钾	860毫克

性味
性平，味甘、酸

不适用者
- 易胀气者
- 肠胃功能不佳者
- 尿频患者

排毒瘦身原理

① 红豆名列前几大受欢迎的减肥食物之一，有多管齐下的减肥效果。其膳食纤维含量高，能清除肠道中的废物，并预防便秘；另外，钾钠比值高，能改善水肿型肥胖。

② 红豆含有的皂苷、膳食纤维能清除肠道、血液中的废物，有助于胆固醇的排出，对向心型肥胖有较佳的改善效果，也能降低高脂血症的致命风险。

食用效果

① 红豆B族维生素的含量高，能促进糖类、脂肪、蛋白质的代谢，又能缓解疲劳和肌肉酸痛，使人充满活力。

② 红豆为女性生理期的进补首选，其中含量超高的铁能促进造血与补血，对血液循环

不良、新陈代谢差造成的手脚冰冷有改善效果。

食用方法

① 红豆在消化过程中易引起肠胀气，烹煮时加些盐能避免肠胀气。

② 皂苷多存在于红豆的外皮中，所以红豆沙的营养不如红豆汤丰富。

③ 煮红豆不宜用铁锅，红豆中的色素会与铁结合，变成黑色。

食用禁忌

① 红豆有利尿效果，有尿频问题者应尽量少吃红豆。

② 红豆易使人胀气，肠胃功能不佳者和易胀气者应少吃红豆

红豆山药汤

材料：
红豆60克，山药100克，水
4杯

- 热量 402.7千卡
- 糖类 79.6克
- 蛋白质 15.3克
- 脂肪 2.6克
- 膳食纤维 8.4克

调味料：
红糖2大匙

做法：

❶ 红豆洗净，泡水4小时；山药去皮，切
小块。

❷ 将红豆和水倒入锅中，煮沸后转小火，再
煮25分钟。

❸ 加山药块，转大火煮沸，再转小火续煮5
分钟，熄火，闷15分钟。

❹ 加红糖调味即可。

功效解读

　　红豆中的膳食纤维能清除肠道、血液中
的胆固醇，对水肿性肥胖有较佳的改善效
果，也能减少患高脂血症的风险。

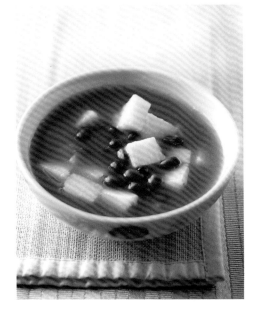

香甜豆沙卷

材料：
面饼皮4张，红豆100克，
水适量

- 热量 753.7千卡
- 糖类 90.5克
- 蛋白质 25.8克
- 脂肪 32.1克
- 膳食纤维 12.3克

调味料：
橄榄油1大匙，白糖2小
匙，水适量

做法：

❶ 红豆洗净，浸泡6小时后沥干。

❷ 面饼皮放入油锅，煎至双面呈金黄色
盛起。

❸ 红豆和水放入锅中，煮开后转小火，续煮
30分钟，再加白糖拌匀成红豆泥。

❹ 把红豆泥铺在饼皮上，卷起，再切段
即可。

功效解读

　　红豆中的皂苷能调节体内水分，且钾的
含量也高，有助于消除水肿，对水肿性肥胖
的人来说是相当好的食物。

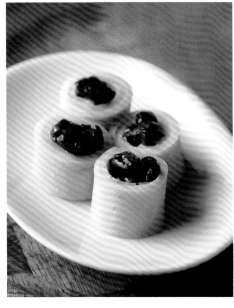

豆类及豆制品食材

黑豆

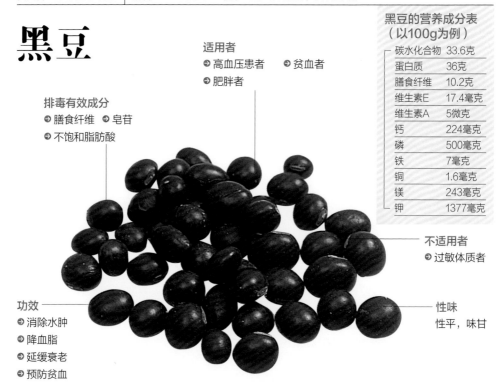

适用者
- ➲ 高血压患者　　➲ 贫血者
- ➲ 肥胖者

排毒有效成分
- ➲ 膳食纤维　➲ 皂苷
- ➲ 不饱和脂肪酸

功效
- ➲ 消除水肿
- ➲ 降血脂
- ➲ 延缓衰老
- ➲ 预防贫血

不适用者
- ➲ 过敏体质者

性味
性平，味甘

黑豆的营养成分表（以100g为例）	
碳水化合物	33.6克
蛋白质	36克
膳食纤维	10.2克
维生素E	17.4毫克
维生素A	5微克
钙	224毫克
磷	500毫克
铁	7毫克
铜	1.6毫克
镁	243毫克
钾	1377毫克

排毒瘦身原理

❶ 黑豆所含的亚麻油酸等不饱和脂肪酸具有降低低密度胆固醇的功效，能降低血脂，减少体内脂肪堆积。

❷ 黑豆中含皂苷，能抑制脂肪吸收，并可分解脂肪，预防肥胖。

❸ 黑豆的膳食纤维含量相当高，能预防便秘，并可清除肠道中的胆固醇等废物。

食用效果

❶ 黑豆有多种抗氧化成分，包括异黄酮素、维生素E、花青素等，能清除体内自由基，并延缓老化。

❷ 黑豆含亚麻油酸等不饱和脂肪酸、维生素E、皂苷、钾及其他抗氧化物质，能降

低血脂，避免血脂的氧化，又能消除多余水分，预防高血压、动脉硬化。

❸ 黑豆中的铁质含量也很高，能帮助造血、预防贫血。

食用方法

　　黑豆加水煮食，花青素会溶入水中，所以食用时，宜连水、汤一起吃，会更有营养。

食用禁忌

❶ 黑豆不宜生食。黑豆内含有胰蛋白酶抑制剂，会影响蛋白质吸收，导致腹泻；另外，生食黑豆也容易影响甲状腺功能，或对肠道黏膜产生伤害。

❷ 食用黑豆时，不宜吃太多，否则容易引起肠胀气。成人每日的摄取量为20～30克。

养生黑豆浆

4人份

材料：
生地黄8克，玄参10克，麦冬10克，黑豆200克，水适量

- 热量 929千卡
- 糖类 94.1克
- 蛋白质 73.5克
- 脂肪 32.4克
- 膳食纤维 22.3克

调味料：
白糖10克

做法：

❶ 黑豆洗净，浸泡约4小时至豆粒膨胀，沥干水分备用。

❷ 生地黄、玄参、麦冬放入纱布袋，放入锅中，加水以小火加热至沸腾约5分钟后，滤取药汁备用。

❸ 将黑豆与药汁混合，放入榨汁机搅拌均匀，过滤出黑豆浆倒入锅中，以中火边煮边搅拌至沸腾，最后加白糖调味即成。

功效解读

黑豆含有丰富的膳食纤维，能促进肠胃蠕动、预防便秘，并能有效清除肠道内的坏胆固醇等毒素。玄参、麦冬、生地黄有利于生津止渴、润肠通便。

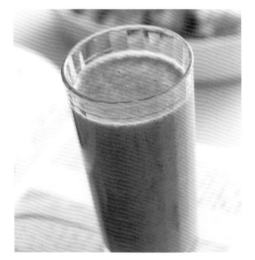

黑豆芝麻糊

2人份

材料：
黑芝麻、黑豆、大米各50克，水适量

- 热量 732.4千卡
- 糖类 87.3克
- 蛋白质 31.6克
- 脂肪 31.5克
- 膳食纤维 12.4克

调味料：
冰糖20克

做法：

❶ 黑芝麻洗净，晒干后炒香。

❷ 黑豆、大米洗净，黑豆用水泡6小时以上。

❸ 把以上材料一起放入食物料理机中加水搅拌至粉碎。把芝麻黑豆糊倒入锅中，中火搅拌至煮开，加冰糖，煮至冰糖溶化即可。

功效解读

黑豆富含不饱和脂肪酸，能降低胆固醇；黑豆中的皂苷能有效分解脂肪，对减肥者来说是一种不错的选择。黑芝麻含丰富的膳食纤维，可滑肠通便、滋阴补肾。

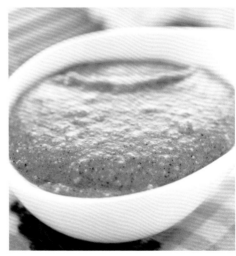

豆类及豆制品食材

四季豆

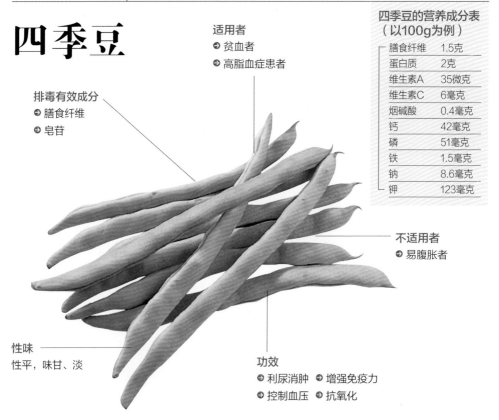

适用者
- ➲ 贫血者
- ➲ 高脂血症患者

排毒有效成分
- ➲ 膳食纤维
- ➲ 皂苷

四季豆的营养成分表 （以100g为例）	
膳食纤维	1.5克
蛋白质	2克
维生素A	35微克
维生素C	6毫克
烟碱酸	0.4毫克
钙	42毫克
磷	51毫克
铁	1.5毫克
钠	8.6毫克
钾	123毫克

不适用者
- ➲ 易腹胀者

性味
性平，味甘、淡

功效
- ➲ 利尿消肿 ➲ 增强免疫力
- ➲ 控制血压 ➲ 抗氧化

排毒瘦身原理

1. 四季豆含有皂苷，能吸收胆固醇并将其带出体外，也能间接降低血胆固醇水平。
2. 四季豆热量低，每100克中仅有31千卡，又富含膳食纤维，能预防便秘，加快食物在肠道停留的时间，有预防肥胖之效。

食用效果

1. 四季豆所含的皂苷、钾，都是有助于水液代谢的营养物质，因此能利尿降压，还有助于避免水肿型肥胖。
2. 四季豆含有维生素C与铁，维生素C能促进铁的吸收，有补血功能。
3. 四季豆含有优质蛋白质与皂苷，能增强免疫力，又能抗氧化。

食用方法

1. 四季豆烹调前，需除去难以消化的豆筋，再煮熟食用。
2. 四季豆必须熟食，不能生食，生食易导致中毒。烹调前可先以热水烫熟再快炒，这样能保留大部分维生素C。
3. 四季豆富含维生素A，烹调时添加油脂，有助于维生素A的吸收。

食用宜忌

四季豆属性平和，所以脾胃虚寒者、肠胃炎者也能吃，但易腹胀者不能吃太多。

四季豆炒肉末

材料:

四季豆200克,猪肉泥30克,大蒜末10克

● 热量 209.7千卡
● 糖类 21.4克
● 蛋白质 9.8克
● 脂肪 11.9克
● 膳食纤维 1.1克

调味料:

辣椒酱 1大匙,酱油1大匙,白糖1/2小匙,食用油适量

做法:

1. 四季豆洗净,摘除头尾,再剥除两侧粗丝,切长段。

2. 锅中加水,烧沸后加入四季豆段焯熟,捞出沥干备用。

3. 热锅烧油,以小火爆香大蒜末,再放入猪肉泥炒至散开,加入辣椒酱、酱油、白糖及水炒至干香。

4. 加入四季豆段,炒至汤汁收干即可。

功效解读

新鲜四季豆含有较多的蛋白质,具有美肤的效果,且其富含膳食纤维,可清洁肠道、预防便秘。四季豆的热量低,是减肥的优质食材。

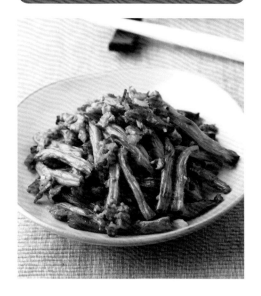

虾酱炒四季豆

材料:

四季豆300克,红辣椒末1/4小匙,大蒜末1/4小匙

● 热量 129千卡
● 糖类 26.4克
● 蛋白质 7.3克
● 脂肪 1.4克
● 膳食纤维 0.5克

调味料:

虾酱1/2大匙,冰糖1/2大匙,米酒1大匙,食用油适量

做法:

1. 四季豆洗净,撕除老筋后切段,放入沸水中汆烫至变色,捞出沥干水分,备用。

2. 热锅倒入油烧热,放入红辣椒末、大蒜末以小火炒出香味,再依序加入其余调味料和四季豆段,改大火拌炒均匀即可。

功效解读

虾酱富含蛋白质、钙、铁、硒、维生素A等营养元素,适量食用对身体颇为有益。四季豆中含有皂苷,能有效清除肠道中的坏胆固醇,轻松改善肥胖。夏天多吃一些四季豆,有消暑、清热的作用。

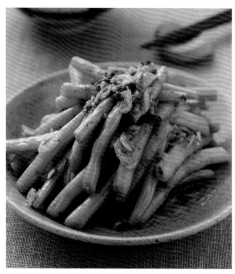

豆类及豆制品食材

黄豆

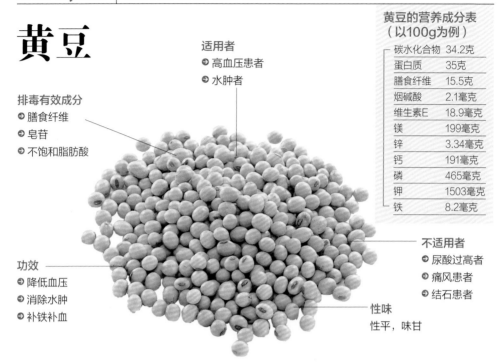

适用者
- 高血压患者
- 水肿者

排毒有效成分
- 膳食纤维
- 皂苷
- 不饱和脂肪酸

功效
- 降低血压
- 消除水肿
- 补铁补血

不适用者
- 尿酸过高者
- 痛风患者
- 结石患者

性味
性平，味甘

黄豆的营养成分表 （以100g为例）	
碳水化合物	34.2克
蛋白质	35克
膳食纤维	15.5克
烟碱酸	2.1毫克
维生素E	18.9毫克
镁	199毫克
锌	3.34毫克
钙	191毫克
磷	465毫克
钾	1503毫克
铁	8.2毫克

排毒瘦身原理

1. 黄豆的脂肪含量虽高，但其中有85%是油酸、亚油酸等不饱和脂肪酸，能润肠通便，也能降低血液中的坏胆固醇水平，可预防肥胖、心血管疾病。
2. 黄豆中的皂苷有助于脂肪代谢及水液代谢，排毒功能很强。
3. 黄豆中的膳食纤维含量高，具有清洁肠道、排出油脂的功效，能预防便秘，并间接降低血液中的胆固醇。

食用效果

1. 黄豆含有多种能降低血脂、抗氧化、清除自由基的物质，包括皂苷、膳食纤维、植物固醇、卵磷脂、异黄酮素及不饱和脂肪酸等。
2. 黄豆的铁含量高，有助于造血，且钾钠比例相当高，能改善高血压与水肿问题。

食用方法

1. 生黄豆含有胰蛋白酶抑制剂，会影响蛋白质的消化，造成腹泻等不适症状，因此，必须煮熟才能食用。
2. 加工过后的黄豆食品虽然方便，但其中水溶性纤维已大量流失，营养价值不如整颗黄豆，所以直接烹调黄豆较佳。
3. 黄豆若与米、面一起食用，蛋白质的种类会变得完整，与肉类蛋白质的价值相近。

食用禁忌

1. 黄豆的嘌呤含量较高，对尿酸较高或痛风患者不利，因此这类人群应该少吃。
2. 黄豆含的草酸较高，结石患者不宜多吃，以免形成的草酸钙加重结石状况。

黄豆魔芋粥

2 人份

材料:
黄豆30克,大米80克,魔芋100克,水适量

- 热量 420.4千卡
- 糖类 75.5克
- 蛋白质 17.4克
- 脂肪 5.4克
- 膳食纤维 9.5克

调味料:
盐1/4小匙

做法:

1. 材料洗净。魔芋切块,黄豆泡水8小时。

2. 大米和水倒入锅中,煮沸后加黄豆,转小火续煮15分钟。

3. 加入魔芋块,煮5分钟,最后加盐调味即可。

功效解读

　　黄豆中含有皂苷、异黄酮素和维生素 E,可减少胆固醇沉积。魔芋中的膳食纤维有助于代谢脂肪和排出毒素。

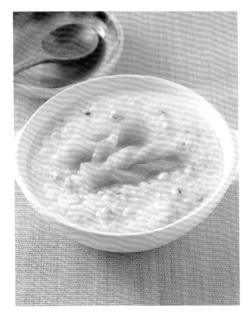

西芹黄豆汤

2 人份

材料:
西芹60克,黄豆30克,水适量

- 热量 131.4千卡
- 糖类 11.4克
- 蛋白质 11.0克
- 脂肪 4.7克
- 膳食纤维 5.3克

调味料:
盐1/4小匙

做法:

1. 西芹洗净,去硬梗,切段;黄豆洗净,泡水2小时。

2. 所有材料放入锅中,煮沸后转小火,再煮30分钟。

3. 加盐调味,起锅即可。

功效解读

　　黄豆含有不饱和脂肪酸,能润肠通便,也能降低血脂水平,具有预防肥胖和心血管疾病的功效。

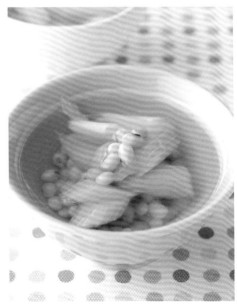

豆类及豆制品食材

豌豆

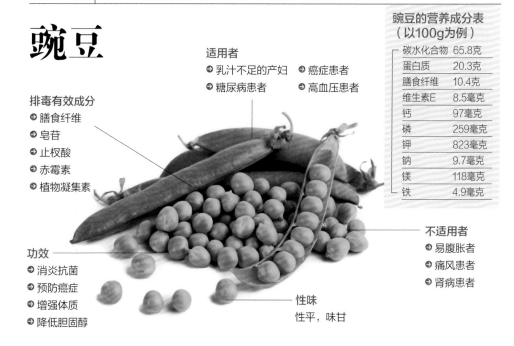

适用者
- ➡ 乳汁不足的产妇
- ➡ 糖尿病患者
- ➡ 癌症患者
- ➡ 高血压患者

排毒有效成分
- ➡ 膳食纤维
- ➡ 皂苷
- ➡ 止杈酸
- ➡ 赤霉素
- ➡ 植物凝集素

功效
- ➡ 消炎抗菌
- ➡ 预防癌症
- ➡ 增强体质
- ➡ 降低胆固醇

不适用者
- ➡ 易腹胀者
- ➡ 痛风患者
- ➡ 肾病患者

性味
性平，味甘

豌豆的营养成分表 （以100g为例）	
碳水化合物	65.8克
蛋白质	20.3克
膳食纤维	10.4克
维生素E	8.5毫克
钙	97毫克
磷	259毫克
钾	823毫克
钠	9.7毫克
镁	118毫克
铁	4.9毫克

排毒瘦身原理

❶ 豌豆中的止杈酸、赤霉素、植物凝集素能促进人体新陈代谢，并可消炎、抗菌。另外，豌豆也含皂苷，可抗氧化，并促进脂肪的代谢。

❷ 豌豆膳食纤维含量丰富，每100克中有10.4克，而热量是334千卡，适量食用有助于肠道健康，能降低胆固醇，预防便秘，也能控制热量摄取；并可预防动脉硬化、糖尿病等疾病。

食用效果

❶ 豌豆的蛋白质营养价值高，含8种人体必需氨基酸，能增强体质、滋补肠胃。

❷ 豌豆中富含维生素C和胡萝卜素等抗氧化成分，可以有效预防细胞癌变，预防癌症。

❸ 豌豆对脚气病、糖尿病、高血压及产后妇

女乳汁不足等问题有改善功效。

食用方法

❶ 豌豆跟许多豆类一样，都不能生吃，它含有皂苷、植物凝集素，若生吃，会使人中毒，一定要煮熟再食用。

❷ 豌豆不能与醋共煮，因为豌豆中的蛋白质易与醋酸类结合，造成消化不良，进而引发腹胀。

食用禁忌

❶ 多食用豌豆，可改善脾胃虚弱，但食用量不宜太多，否则容易引发消化不良，导致腹胀。

❷ 豌豆的嘌呤含量较高，痛风或肾病患者应控制摄取量。

香蒜豌豆沙拉

材料：

豌豆50克，玉米粒30克，洋葱1/4个，大蒜1瓣

- 热量 334.1千卡
- 糖类 30.5克
- 蛋白质 7.8克
- 脂肪 21.3克
- 膳食纤维 6.6克

调味料：

橄榄油4小匙，柠檬汁适量

做法：

1. 将豌豆、玉米粒洗净，放入锅中，加水煮软取出；洋葱切碎；大蒜剥皮，磨成泥。

2. 橄榄油与柠檬汁混匀后，加入大蒜泥调成酱汁。

3. 将豌豆与玉米粒混合，放上洋葱碎，最后淋上做法❷的酱汁即可食用。

功效解读

　　豌豆具有强健脾胃的功效，能有效预防脾胃虚弱所引起的腹胀与腹痛，且其含有丰富的膳食纤维，能有效整肠、改善便秘。

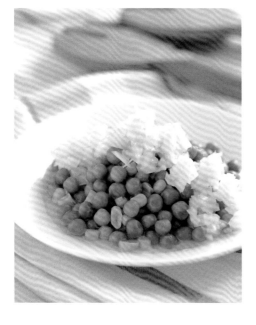

豌豆炒墨鱼

材料：

墨鱼60克（约半尾），胡萝卜、豌豆角各20克

- 热量 174千卡
- 糖类 2.9克
- 蛋白质 7.0克
- 脂肪 15.3克
- 膳食纤维 0.8克

调味料：

盐1小匙，橄榄油1大匙

做法：

1. 墨鱼洗净，切花；胡萝卜洗净，去皮，切片；豌豆角去荚边老茎，洗净，切段。

2. 墨鱼切块，汆烫至卷起，捞出备用。

3. 热锅加橄榄油，加入胡萝卜片及豌豆角段拌炒至熟，加入墨鱼块快炒，加盐调味，拌炒均匀后盛盘即可。

功效解读

　　豌豆角富含膳食纤维，可加速肠道废物排出，纤体瘦身；胡萝卜则含有丰富的维生素 A，有助于眼部保健与淡化黑眼圈。

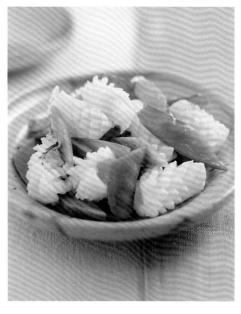

豆类及豆制品食材

豆腐

适用者
- ◐ 高脂血症患者 ◐ 肥胖者

排毒有效成分
- ◐ 卵磷脂
- ◐ 大豆蛋白
- ◐ 亚油酸

功效
- ◐ 抗氧化
- ◐ 降低血脂
- ◐ 保健心血管

性味
性平，味甘

不适用者
- ◐ 痛风患者
- ◐ 肠胃功能不佳者
- ◐ 肾功能不佳者

豆腐的营养成分表（以100g为例）

蛋白质	8.1克
膳食纤维	0.4克
维生素 A	5微克
烟碱酸	0.2毫克
维生素E	2.7毫克
钙	164毫克
磷	119毫克
钾	125毫克
镁	27毫克

排毒瘦身原理

① 豆腐所含的大豆蛋白能降低总胆固醇、低密度胆固醇、甘油三酯，并能降低血脂，可有效预防肥胖。

② 豆腐含有卵磷脂，能降低血胆固醇，有降低血脂的功效。

③ 豆腐的亚油酸是一种不饱和脂肪酸，也是一种人体必需脂肪酸，适量摄取能降低血液中的胆固醇。

④ 豆腐的热量不高，每100克中有82千卡，因质地柔软又易使人产生饱腹感，可作为减肥餐的主食。

食用效果

① 豆腐含有一种类似雌激素的物质——异黄酮素，它是一种强大的抗氧化剂，能增强女性生理功能；对骨质、血液的保健效果很好，能预防骨质疏松症并保持肌肤的美丽与健康。据研究显示，多吃豆腐也能预防乳腺癌、子宫颈癌、前列腺癌。

② 豆腐含多种抗氧化成分，如维生素E、异黄酮素、卵磷脂等，具有抗癌、保护心脑血管及活化大脑细胞的作用。一般认为，豆腐对脑部有益，能预防阿尔茨海默病、脑卒中等。

食用选购

① 豆腐与菠菜同煮时，菠菜中的草酸会与豆腐中的钙结合，会形成草酸钙，易在体内形成结石。

② 豆腐若与肉类一起食用，蛋白质结构更加完整。

③ 挑选豆腐时，宜挑颜色微黄者；太过亮白的豆腐，多含人工添加物。

食用禁忌

① 老年人食用豆腐不宜过量，尤其肾功能不佳者。因为豆腐有丰富的植物性蛋白质，会给老人虚弱的肾脏造成负担。

② 痛风患者、肠胃功能不佳，也不宜吃太多豆腐。过量的蛋白质摄入对肠胃消化有负担；对痛风患者来说，过高的嘌呤则会加重痛风，宜多留意。

乳酪焗西红柿豆腐

材料：

西红柿2个，嫩豆腐60克，
乳酪丝25克，罗勒4片

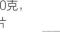

调味料：

黑胡椒粉适量，橄榄油1小匙

- 热量 280.2千卡
- 糖类 31.5克
- 蛋白质 10.4克
- 脂肪 12.5克
- 膳食纤维 4.1克

做法：

❶ 将烤箱预热到180℃。

❷ 西红柿洗净，对切，摆在烤盘上备用。

❸ 豆腐去水，切4块，摆在西红柿上，撒上
乳酪丝、黑胡椒粉和橄榄油，放入烤箱中
烤15分钟；待乳酪溶化后取出，最后放上
罗勒点缀即可。

功效解读

豆腐含有卵磷脂，能分解油脂，降低血
脂，也能辅助减重，西红柿中的茄红素具有
抗氧化、排毒功能。

海带芽凉拌豆腐

材料：

海带芽20克，红甜椒丝50克，
豆腐半盒，白芝麻适量

调味料：

酱油膏、味酥各1小匙，白
糖2小匙，冷开水适量

- 热量 181.5千卡
- 糖类 26.5克
- 蛋白质 8.5克
- 脂肪 5.6克
- 膳食纤维 8.0克

做法：

❶ 将海带芽、红甜椒丝氽烫沥干，备用。

❷ 把调味料混匀备用。

❸ 将海带芽和红甜椒丝放在豆腐上，淋上混
合均匀的调味料，撒上白芝麻即可。

功效解读

豆腐有丰富的植物固醇，且热量低，多
食用豆腐，有降低体内胆固醇及控制体重的
效果。

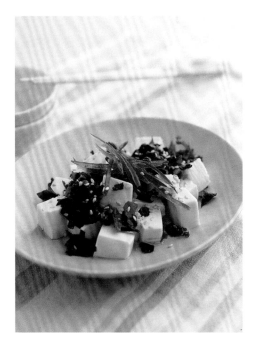

豆类及豆制品食材

西红柿豆腐洋葱沙拉

材料：

西红柿2个，豆腐1/2块，
洋葱1个

调味料：

橄榄油、葡萄酒醋各2大匙

- 热量 532.2千卡
- 糖类 65.8克
- 蛋白质 21.9克
- 脂肪 21.7克
- 膳食纤维 8.5克

做法：

❶ 西红柿洗净，去蒂，切薄片；豆腐洗净，
切薄片；洋葱洗净，去皮，切细丝。

❷ 将调味料混合拌匀。

❸ 在盘中一片西红柿一片豆腐地交错放置，
再铺上洋葱丝，淋上混合均匀的调味料
即可。

功效解读

　　豆腐的钙与西红柿中的钾能促进肠道酸
碱平衡，橄榄油有助于润肠通便，多吃这道
沙拉能美白养颜，使肌肤洁净光滑。

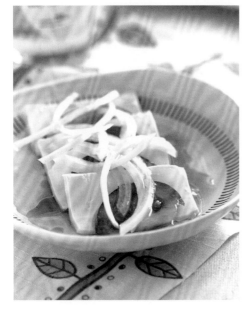

红薯叶豆腐羹

**1
人份**

材料：

红薯叶20克，豆腐100克，
胡萝卜30克，高汤（鸡骨
高汤）600克，淀粉5克

- 热量 213.4千卡
- 糖类 14.8克
- 蛋白质 20.2克
- 脂肪 8.3克
- 膳食纤维 1.5克

调味料：

香油1小匙，盐、胡椒粉各适量

做法：

❶ 红薯叶洗净，氽烫后切小段备用。

❷ 豆腐切小块；胡萝卜去皮，切丁。

❸ 在锅中放入高汤煮沸，加入胡萝卜丁、豆
腐块煮沸，然后加入红薯叶段略煮。

❹ 加入胡椒粉、香油与盐调味，最后加淀粉
勾芡即可。

功效解读

　　红薯叶含丰富的维生素 A 与膳食纤维，有
助于整肠排便、排出体内毒素；豆腐的热量低、
营养价值丰富，是可排毒瘦身的一道汤品。

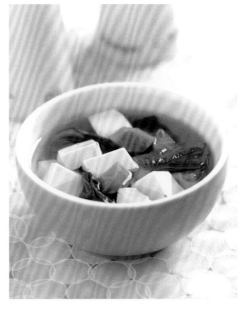

第九章
风味辛香料食材

辛香料有特殊气味，有些来自芳香的精油成分，有些则来自挥发油的刺鼻气味。这些刺激成分能促进人体发汗，加速血液循环，效果强的还能燃烧脂肪，具有排毒、减脂的效果。

辛香料食材的主要成分是水，通常低卡、低脂、低蛋白；它的排毒效果来自其中的抗氧化成分，如辣椒的辣椒红素、大蒜的蒜素、姜的姜黄素等，它们的抗氧化力比维生素族群更强大；加上辛香料食材也含有维生素A、维生素C与膳食纤维，更强化了其抗氧化、防癌的效果。不防暂时忍耐部分刺鼻气味，吃进更多营养元素吧！

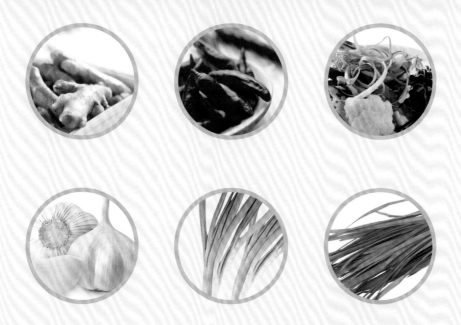

大蒜

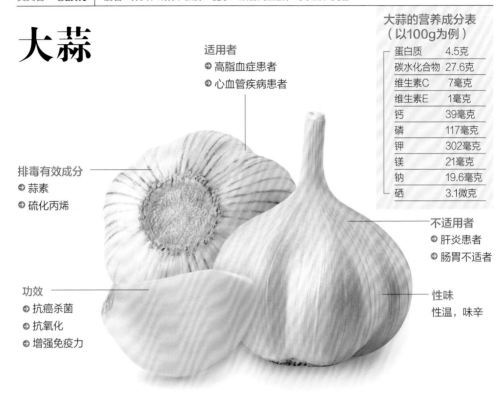

适用者
- ➤ 高脂血症患者
- ➤ 心血管疾病患者

排毒有效成分
- ➤ 蒜素
- ➤ 硫化丙烯

功效
- ➤ 抗癌杀菌
- ➤ 抗氧化
- ➤ 增强免疫力

不适用者
- ➤ 肝炎患者
- ➤ 肠胃不适者

性味
性温，味辛

大蒜的营养成分表（以100g为例）	
蛋白质	4.5克
碳水化合物	27.6克
维生素C	7毫克
维生素E	1毫克
钙	39毫克
磷	117毫克
钾	302毫克
镁	21毫克
钠	19.6毫克
硒	3.1微克

排毒瘦身原理

大蒜中的蒜素、硫化丙烯等物质是其刺鼻味道的来源，两者都具有强大的抗氧化功能，能降低血液中的低密度胆固醇，增加高密度胆固醇，可预防脂肪堆积及氧化。

食用效果

1. 大蒜能对抗幽门螺杆菌，预防胃炎、胃溃疡及胃癌，也能增强免疫力、对抗癌症，并可辅助排出体内的重金属。
2. 大蒜中的蒜素与维生素B$_1$结合后会产生蒜硫胺，有增强胰岛素的功能，所以能改善糖尿病。
3. 大蒜中含有微量元素硒，硒是一种抗氧化成分，能有效抑制身体老化。

食用方法

1. 大蒜去膜、去皮后，要用力拍打，其中的蒜氨酸才能与酶充分作用，产生蒜素。为了使人体充分吸收大蒜的营养，处理时不宜省略拍打步骤。
2. 蒜素遇热容易失去效力，所以生吃大蒜比熟食更能保留蒜素的营养价值。

食用禁忌

1. 大蒜的味道对有肠胃疾病及肠胃不适者太过刺激，应少吃。
2. 患有肝病的人，不能过量食用大蒜，以免影响病情。
3. 生吃大蒜后，不宜立刻饮用热茶，以免刺激胃部。

蒜头鲜蚬汤

2人份

材料：
蚬200克，松茸菇50克，大蒜10瓣，葱1根，清水3杯

- 热量 172.0千卡
- 糖类 18.5克
- 蛋白质 14.7克
- 脂肪 4.4克
- 膳食纤维 2.0克

调味料：
盐1小匙，香油1/4小匙

做法：

❶ 蚬洗净，泡水约3小时吐沙后，捞起沥干；大蒜剥皮，拍碎；松茸菇分小朵，洗净；葱洗净，切末。

❷ 水煮沸后，放入蚬、大蒜末，约煮20分钟，待大蒜熟软后加松茸菇、盐，续煮到水再次沸腾。

❸ 撒上葱末、淋上香油即可。

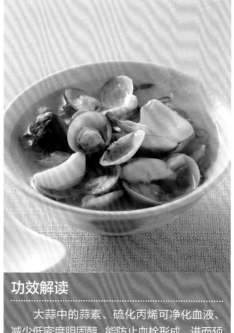

功效解读

大蒜中的蒜素、硫化丙烯可净化血液、减少低密度胆固醇，能防止血栓形成，进而预防动脉硬化等心血管疾病，也能减脂瘦身。

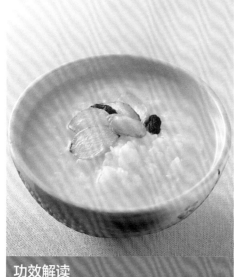

功效解读

大蒜含有丰富的植化素，能对抗幽门螺杆菌，可预防胃炎、胃溃疡及胃癌，也能增强免疫力、对抗癌症，并可辅助排出体内重金属。

排毒蒜香粥

1人份

材料：
大蒜2头，大米100克，枸杞子适量

- 热量 355.0千卡
- 糖类 76.3克
- 蛋白质 8.2克
- 脂肪 1.0克
- 膳食纤维 0.5克

调味料：
盐1小匙

做法

❶ 大蒜去皮，切片。

❷ 大米洗净，锅中放水和大米，以大火煮沸。

❸ 煮沸时，放入大蒜片和枸杞子拌匀，并改成小火熬煮成粥。

❹ 再次煮沸时，加盐调味即可食用。

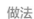

风味辛香料食材

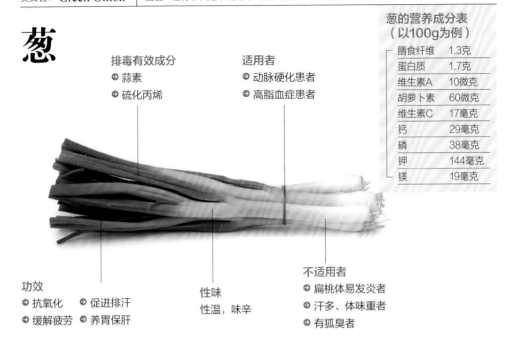

| 英文名：Green Onion | 别名：葱仔、大葱、青葱、叶葱 | 提示：刺激发汗、降低血脂、促进代谢 |

葱

排毒有效成分
- 蒜素
- 硫化丙烯

适用者
- 动脉硬化患者
- 高脂血症患者

葱的营养成分表 （以100g为例）	
膳食纤维	1.3克
蛋白质	1.7克
维生素A	10微克
胡萝卜素	60微克
维生素C	17毫克
钙	29毫克
磷	38毫克
钾	144毫克
镁	19毫克

功效
- 抗氧化
- 促进排汗
- 缓解疲劳
- 养胃保肝

性味
性温，味辛

不适用者
- 扁桃体易发炎者
- 汗多、体味重者
- 有狐臭者

排毒瘦身原理

1. 葱含有蒜素、硫化丙烯，能降低血液中胆固醇，又有多种抗氧化剂成分，能避免脂肪进一步被氧化、形成毒素。
2. 每100克葱仅含33千卡热量，又能促进血液循环、刺激发汗，是低卡又能排毒的食物。

食用效果

1. 葱所含的蒜素能缓解疲劳、改善肩膀酸痛，有助于恢复精神和体力。
2. 葱所含的硫化丙烯有强大的杀菌作用，能预防胃炎、胃溃疡及胃癌，还能增强肝脏的解毒功能。
3. 葱含有多种抗氧化成分，包括维生素、蒜素、硫化丙烯等，能降低血脂，且有助于血管正常扩张，促进末梢血液循环、抑制

血小板凝集。因此，能避免动脉硬化，预防其他心血管疾病。

4. 葱具有杀菌的功能。据研究，葱对金黄色葡萄球菌、链球菌也有抑制效果。

食用方法

葱以往都被用来点缀主菜，但近年流行把葱当成主菜。例如切成葱段，先烫熟再凉拌或做成葱油饼。随着品种改良，葱的烹调方式也越来越丰富。

食用禁忌

1. 扁桃体发炎者不宜食用葱。
2. 有狐臭、体味较重或容易发汗的人，不宜多吃葱。
3. 葱含的草酸较多，不宜与钙含量较高的食物一起吃，以免形成结石。

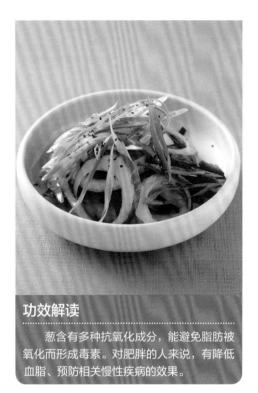

降低血脂 + 抗氧化

蜜汁青葱拌彩椒

材料：
洋葱100克，彩椒200克，
葱1根

2人份

- 热量 154.7千卡
- 糖类 34.3克
- 蛋白质 2.6克
- 脂肪 0.8克
- 膳食纤维 5.6克

调味料：
水果醋、蜂蜜各1大匙，黑胡椒粉1/2小匙

做法：

❶ 所有材料洗净沥干。葱切细丝；洋葱去皮，切薄圈；彩椒去蒂，去籽，切细丝。

❷ 葱丝、洋葱圈、彩椒丝盛入容器中，淋上水果醋、蜂蜜，均匀搅拌后，再撒上黑胡椒粉即可。

功效解读

葱含有多种抗氧化成分，能避免脂肪被氧化而形成毒素。对肥胖的人来说，有降低血脂、预防相关慢性疾病的效果。

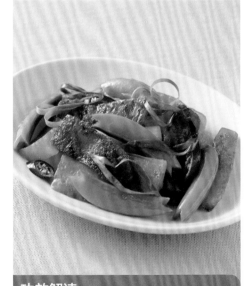

功效解读

这道料理适合常吃大鱼大肉者、便秘者食用，有助于润肠通便、改善便秘；其热量也不高，减肥者能安心食用。

润肠通便 + 改善便秘

低卡葱烧魔芋

2人份

材料：
魔芋、豌豆角各100克，辣椒1/2个，葱半根

- 热量 155.4大卡
- 糖类 15.8克
- 蛋白质 4.9克
- 脂肪 8.1克
- 膳食纤维 8.6克

调味料：
橄榄油、酱油、香油各1小匙

做法：

❶ 材料洗净。魔芋汆烫，切片；辣椒切片；豌豆角去粗丝；葱切丝。

❷ 热油锅，放入魔芋片煎至呈金黄色，再加入酱油、香油、辣椒片、豌豆角丝炒匀。

❸ 起锅前撒上葱丝即可。

风味辛香料食材

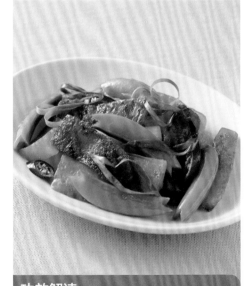

英文名：Ginger	别名：生姜、姜仔、姜母	提示：辛辣成分可促进体内脂肪燃烧

姜

适用者
- 呕吐者
- 风寒咳嗽者

排毒有效成分
- 姜油酮
- 姜辣素

姜的营养成分表 (以100g为例)	
膳食纤维	2.7克
蛋白质	1.3克
维生素A	28微克
胡萝卜素	170微克
烟碱酸	0.8毫克
钙	27毫克
磷	25毫克
钾	295毫克
镁	44毫克

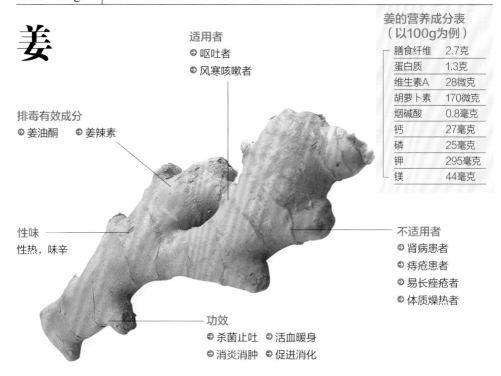

性味
性热，味辛

不适用者
- 肾病患者
- 痔疮患者
- 易长痤疮者
- 体质燥热者

功效
- 杀菌止吐
- 活血暖身
- 消炎消肿
- 促进消化

排毒瘦身原理

❶ 姜含有姜油酮、姜辣素等多种辛辣成分，能促进新陈代谢、减少脂肪堆积。据研究显示，吃姜可以明显降低胆固醇与甘油三酯的含量。

❷ 姜能促进胆汁合成。而胆汁合成需使用血液中的胆固醇，因此吃姜能间接降低血中胆固醇。

食用效果

❶ 姜含有的姜油酮、姜辣素能去腥，杀菌，促进排汗，活血暖胃，缓解风寒感冒初期咳嗽、发热的症状。

❷ 姜所含的姜醇、姜辣素有助于止晕，对晕车、晕船造成的呕吐有缓解效果。

❸ 姜辣素还能抑制关节发炎，舒缓关节炎的疼痛、肿胀现象。

❹ 姜含有蛋白质分解酶，能促进蛋白质消化，避免多食肉类造成的消化不良，可常常食用。

清洗保存

❶ 姜买回后，通常有泥土残留在表皮，可先泡水几分钟，再用刷子清洗。

❷ 老姜可放在阴凉通风处保存；嫩姜则可在密封后，放入冰箱冷藏。

食用禁忌

❶ 腐坏的姜不能食用，因为姜腐坏后易产生致癌物质。

❷ 易长痤疮者或痔疮患者，不宜常吃姜，食用量也不宜太多。

❸ 姜属温热、辛辣刺激的食物，体质燥热的人不宜食用加姜烹调的滋补料理。

姜炒时蔬

材料：

姜10克，四季豆200克，白萝卜80克，辣椒1个，洋葱100克

- 热量 291.1千卡
- 糖类 26.4克
- 蛋白质 6.4克
- 脂肪 17.8克
- 膳食纤维 8.2克

调味料：

橄榄油1大匙，盐、酒各1小匙，蚝油、香油各1/2小匙

做法：

1. 姜、白萝卜、洋葱洗净，切丝；辣椒、四季豆洗净，切斜片。
2. 热油锅，先入姜丝、辣椒丝爆香，再入白萝卜丝、四季豆片、洋葱丝、盐、酒、蚝油拌炒。
3. 起锅前，加香油即可。

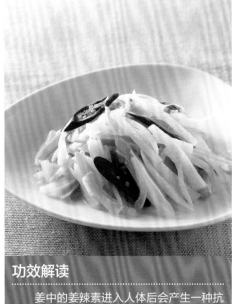

功效解读

姜中的姜辣素进入人体后会产生一种抗氧化酶，这种酶可对抗自由基，有效抗衰老；四季豆中的膳食纤维可促进肠胃蠕动，促进排便。

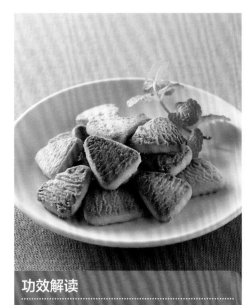

功效解读

姜所含的多种辛辣成分能促进新陈代谢、减少脂肪堆积，对于瘦身有一定的功效。据研究显示，吃姜还可减少胆固醇与甘油三酯。

杏仁姜饼

材料：

姜20克，杏仁片60克，低筋面粉25克，蛋清3个，薄荷适量

- 热量 746.8千卡
- 糖类 101.1克
- 蛋白质 7.8克
- 脂肪 34.6克
- 膳食纤维 1.3克

调味料：

奶油、白糖各2大匙

做法：

1. 姜磨成泥；低筋面粉过筛后，加白糖、奶油、杏仁片、姜泥拌匀。
2. 蛋清打到起泡，加做法❶的材料拌匀成面糊。
3. 以模具将面糊做成三角造型，放到烤纸上，放入预热180℃的烤箱中，约烤15分钟，即可用刮刀将饼刮下，放凉即可食用，装盘时可放上薄荷作为装饰。

风味辛香料食材

辣椒

辣椒的营养成分表
（以100g为例）

膳食纤维	3.2克
维生素A	232微克
维生素C	144毫克
烟碱酸	0.8毫克
钙	37毫克
铁	1.4毫克
镁	16毫克
钾	222毫克

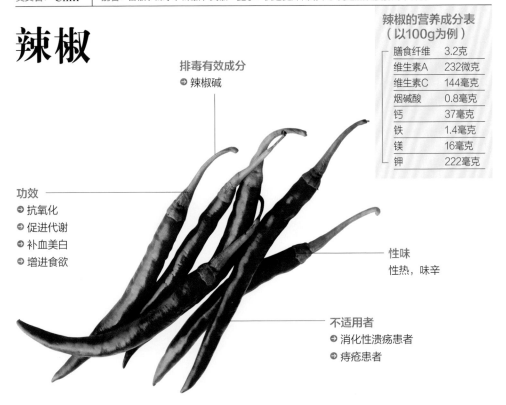

排毒有效成分
➲ 辣椒碱

功效
➲ 抗氧化
➲ 促进代谢
➲ 补血美白
➲ 增进食欲

性味
性热，味辛

不适用者
➲ 消化性溃疡患者
➲ 痔疮患者

排毒瘦身原理

　　辣椒含有辣椒碱，因此刺激性很强，会刺激人体的神经中枢，促使能量代谢加快。吃下辣椒不久后，会加速人体脂肪被燃烧、利用。

食用效果

❶ 辣椒所含的辣椒红素，抗氧化能力与茄红素差不多，比β-胡萝卜素强，又有维生素A、维生素C等可以抗氧化的维生素，能协同发挥抗氧化效果。

❷ 辣椒红素能避免血液中低密度胆固醇被氧化而黏着于血管壁上，并能增加高密度胆固醇，预防动脉硬化。

❸ 适量食用辣椒，会刺激唾液、肠胃消化液的分泌，可增进食欲、促进肠胃蠕动，并能消除积聚的胀气。

❹ 辣椒中的铁、维生素C含量都相当高，能预防贫血，有助于补血、美白皮肤。

食用方法

　　辣椒加热时间不宜太久，以免其中的维生素C被破坏。

食用禁忌

　　辣椒刺激性强，每次不宜吃太多；肠胃不适者，尤其是消化性溃疡患者，以及痔疮患者尤要避免。

凉拌辣味苦瓜

材料：

苦瓜300克，大蒜30克，红辣椒10克

● 热量 92.6千卡
● 糖类 15克
● 蛋白质 2.6克
● 脂肪 3.1克
● 膳食纤维 6.4克

调味料：

胡椒粉1/4小匙，白糖、醋、香油各1/2小匙

做法：

❶ 苦瓜去籽，洗净，切块，浸泡冰水备用。

❷ 红辣椒洗净，切成细末；大蒜剥皮，拍碎，加上调味料搅拌均匀。

❸ 苦瓜块沥干装盘，淋上调味料即可。

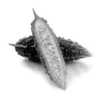

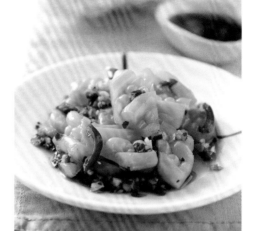

功效解读

辣椒具刺激性，能刺激人体的神经中枢，促使能量代谢加快。吃下不久后，会加速脂肪燃烧，对排毒瘦身有帮助。

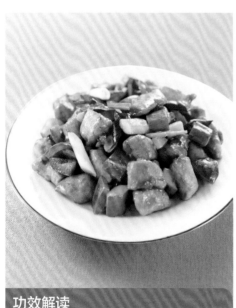

功效解读

辣椒能刺激唾液及肠胃消化液的分泌，可增进食欲、促进肠胃蠕动、消除积聚的胀气，有助于排出体内的毒素。

葱爆辣子鸡丁

材料：

鸡胸肉200克，大蒜2瓣，葱1根，红辣椒1个，小黄瓜1根

● 热量 436.0千卡
● 糖类 13.0克
● 蛋白质 50.5克
● 脂肪 20.2克
● 膳食纤维 2.1克

调味料：

橄榄油、米酒各1大匙，豆瓣酱、白糖各1/2大匙

腌料：

酒、淀粉各1/2大匙，盐1/4小匙

做法：

❶ 材料洗净。鸡胸肉切块，用腌料腌10分钟；葱和红辣椒切段；小黄瓜切小块；大蒜剥皮，拍碎切末。

❷ 热油锅，爆香葱段、大蒜末，加豆瓣酱、白糖、米酒、鸡胸肉块、红辣椒段、小黄瓜块翻炒，炒熟后起锅即可。

风味辛香料食材

辣炒酸菜

2人份

材料：

酸菜300克，姜20克，红辣椒40克

● 热量 276.8大卡
● 糖类 36.7克
● 蛋白质 9.4克
● 脂肪 13.6克
● 膳食纤维 23.3克

调味料：

白糖1/2小匙，色拉油1/2大匙

做法：

❶ 酸菜剥成片，以清水冲洗干净，沥干水分后切粗丝，备用。

❷ 红辣椒洗净，切丝；姜去皮，切碎，备用。

❸ 热锅，倒入色拉油烧热，放入红辣椒丝及姜碎以小火爆香，加入酸菜丝及白糖，转中火翻炒约3分钟至水分完全收干即可。

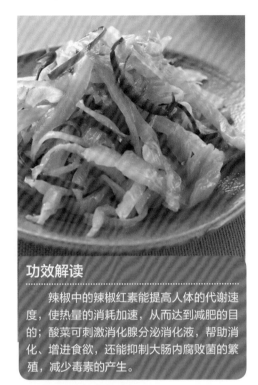

功效解读

辣椒中的辣椒红素能提高人体的代谢速度，使热量的消耗加速，从而达到减肥的目的；酸菜可刺激消化腺分泌消化液，帮助消化、增进食欲，还能抑制大肠内腐败菌的繁殖，减少毒素的产生。

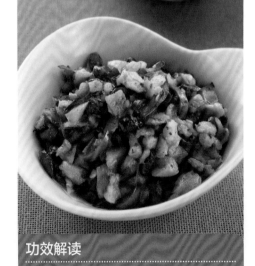

功效解读

辣椒中含有辣椒碱，能加速新陈代谢，以达到燃烧体内脂肪的效果，进而起到减脂作用；这种物质还可促进激素分泌，有很好的美容保健功效。

辣椒萝卜干

2人份

材料：

萝卜干200克，豆豉50克，红辣椒50克，大蒜70克

● 热量 582.2千卡
● 糖类 97.3克
● 蛋白质 29.4克
● 脂肪 15.5克
● 膳食纤维 31.5克

调味料：

盐1/2小匙、白糖1/2小匙、色拉油1/2大匙

做法：

❶ 萝卜干洗净，沥干水分后切碎，备用。

❷ 豆豉以水略冲洗过，沥干水分；红辣椒洗净，切碎；大蒜剥皮，切碎备用。

❸ 热锅，放入萝卜干碎，以小火干炒约3分钟，待水分略干且散发出香味，盛出备用。

❹ 热锅烧油，放入豆豉及红辣椒碎、大蒜碎，以小火爆香；接着放入萝卜干碎，以小火炒约1分钟，最后加入盐、白糖调味即可。

第十章
五谷杂粮类食材

　　五谷杂粮可降低血脂，有益于心血管健康，因为五谷杂粮中常含不饱和脂肪酸、植化素，能清除血脂、避免脂肪氧化，进而预防动脉硬化。长期吃五谷杂粮类，可改善肥胖和高血压。

　　五谷杂粮的质地较粗硬，能有效清除肠道中的废物、预防便秘；但对肠胃功能不佳的人来说负担较大，与大米混煮或预先泡水使其变软，就能预防肠胃不适。

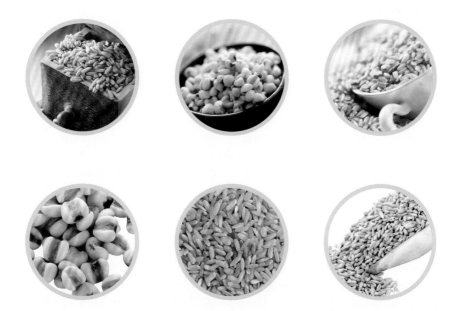

| 英文名：Brown Rice | 别名：玄米 | 提示：营养比大米丰富，可清肠、降低胆固醇 |

糙米

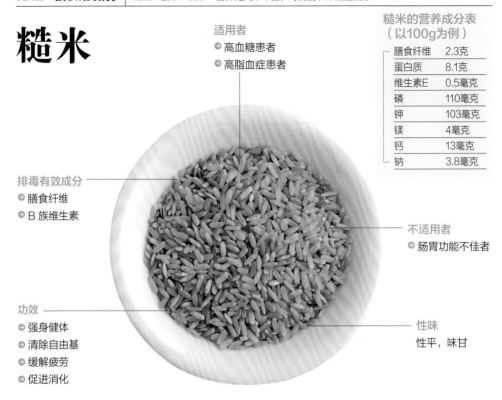

适用者
- ◯ 高血糖患者
- ◯ 高脂血症患者

糙米的营养成分表（以100g为例）

膳食纤维	2.3克
蛋白质	8.1克
维生素E	0.5毫克
磷	110毫克
钾	103毫克
镁	4毫克
钙	13毫克
钠	3.8毫克

排毒有效成分
- ◯ 膳食纤维
- ◯ B族维生素

不适用者
- ◯ 肠胃功能不佳者

功效
- ◯ 强身健体
- ◯ 清除自由基
- ◯ 缓解疲劳
- ◯ 促进消化

性味
性平，味甘

排毒瘦身原理

1. 糙米与大米的不同之处在于保留了胚芽、外皮，且尚未经过精制，所以纤维质地较粗，能清除肠道内堆积的毒素、脂肪，并能促进胆固醇排出、改善高脂血症。
2. 糙米的胚芽含B族维生素，能促进脂肪、糖类代谢，可降低胆固醇、避免体内脂肪堆积。

食用效果

1. 糙米含有硒及多酚类物质，能清除自由基，避免体内组织氧化。
2. 糙米含泛酸、叶酸等B族维生素，能促进糖类等营养素成分代谢，有缓解疲劳、增强体力的效果。

3. 糙米含铬，能促进糖类代谢，使血糖被细胞充分利用；又含膳食纤维，能减缓肠道吸收糖分的速度，改善糖尿病。

食用保存

1. 糙米的外皮有较多植酸，会影响人体对矿物质的吸收，所以宜在清洗后以温热的水浸泡约30分钟，以去除大量植酸。
2. 如果想使糙米更柔软易消化，不妨在烹调前泡水一晚。
3. 糙米比大米更容易引虫蛀食，宜密封放置在干燥处或冰箱冷藏，也能保存较久。

食用禁忌

肠胃功能不佳者不宜多吃糙米，以免引起腹胀。

黄豆糙米南瓜粥

材料：

黄豆50克，糙米100克，南瓜120克，小排骨240克，水6杯

调味料：

盐适量

- 热量 1220.4千卡
- 糖类 107.2克
- 蛋白质 71.1克
- 脂肪 56.2克
- 膳食纤维 12.3克

做法：

1. 黄豆洗净，泡水3～4小时；糙米洗净，泡水约1小时；南瓜洗净，去皮，去瓤，切块；小排骨洗净，切块，入沸水汆烫后捞出，洗净备用。

2. 取锅，加入黄豆和水，用中火煮至豆酥软。

3. 加入糙米、小排骨块及南瓜块，以大火煮开后，转小火慢煮至南瓜变软即可。

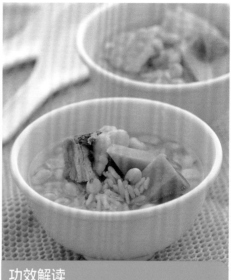

功效解读

糙米属于低 GI（低生糖指数）食物，不会引起血糖快速上升；其丰富的膳食纤维可增加饱腹感，减少对食物的摄取，从而防止肥胖。

五谷杂粮类食材

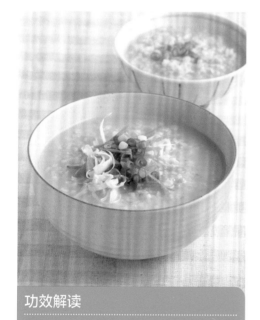

功效解读

糙米的胚芽中含有丰富的维生素，有益于肠胃蠕动，有助于促进消化；且其富含膳食纤维，是追求窈窕身材者的最佳帮手。

鲜蔬糙米粥

材料：

圆白菜80克，葱1/2根，胡萝卜45克，糙米120克，水5杯

- 热量 473.1千卡
- 糖类 98.9克
- 蛋白质 11.2克
- 脂肪 3.6克
- 膳食纤维 6.7克

调味料：

盐1/4小匙

做法：

1. 材料洗净。糙米泡温水30分钟；圆白菜、胡萝卜切丝；葱切末。

2. 锅中加水，放入糙米、圆白菜丝、胡萝卜丝，煮沸后转小火，继续煮1小时，至米粒熟烂。

3. 起锅前加盐调味，并撒上葱末。

薏苡仁

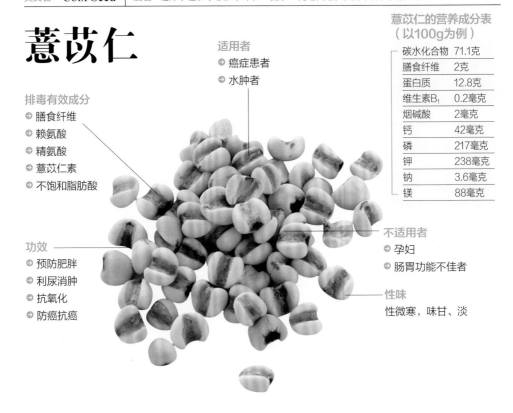

适用者
- ❍ 癌症患者
- ❍ 水肿者

排毒有效成分
- ❍ 膳食纤维
- ❍ 赖氨酸
- ❍ 精氨酸
- ❍ 薏苡仁素
- ❍ 不饱和脂肪酸

功效
- ❍ 预防肥胖
- ❍ 利尿消肿
- ❍ 抗氧化
- ❍ 防癌抗癌

不适用者
- ❍ 孕妇
- ❍ 肠胃功能不佳者

性味
性微寒，味甘、淡

薏苡仁的营养成分表（以100g为例）	
碳水化合物	71.1克
膳食纤维	2克
蛋白质	12.8克
维生素B₁	0.2毫克
烟碱酸	2毫克
钙	42毫克
磷	217毫克
钾	238毫克
钠	3.6毫克
镁	88毫克

排毒瘦身原理

1. 薏苡仁中的薏苡仁素、精氨酸、赖氨酸使薏苡仁拥有很强的促代谢功效，能促进脂肪燃烧，使新陈代谢更顺畅，从而达到预防肥胖的效果。

2. 薏苡仁中的水溶性膳食纤维能吸附胆汁中的胆盐，使肠道对脂肪的吸收减少，降低发胖的概率。

3. 薏苡仁可促进体内水分的代谢和血液循环，具有利尿、渗湿、消肿等功效，也能预防水肿型肥胖。

4. 薏苡仁含有的油酸、亚麻油酸属于不饱和脂肪酸，适量摄取能降低血液中的低密度胆固醇，可避免动脉硬化。

食用效果

1. 薏苡仁含硒，能抑制癌细胞繁殖，降低癌症发病的概率。

2. 薏苡仁含有薏苡仁酯与多糖体，具有增强免疫力、抗氧化、抗癌的效果。

食用方法

薏苡仁常与红豆一起煮成甜汤，是一道具有补血与利尿效果的佳肴。

食用禁忌

1. 薏苡中的成分有导致流产的风险，孕妇应避免食用。

2. 薏苡仁中的糖类质地较黏，较不易消化，肠胃功能不佳者不宜食用太多。

薏苡仁木耳炒牛蒡

材料：

薏苡仁、洋葱各100克，牛蒡50克，黑木耳20克

调味料：

橄榄油、柠檬汁各2大匙，盐1小匙，胡椒粉适量

- 热量 751.2千卡
- 糖类 88.5克
- 蛋白质 16.4克
- 脂肪 36.8克
- 膳食纤维 8.5克

做法：

1. 薏苡仁洗净，泡水2小时，再用水煮20分钟使之软化，备用。

2. 牛蒡洗净，去皮，切丝；黑木耳洗净，撕小朵；洋葱洗净，去皮，切末，备用。

3. 热锅加橄榄油，放入牛蒡丝翻炒，续加薏苡仁、洋葱末、黑木耳继续翻炒；洋葱熟透后，再加入柠檬汁、盐、胡椒粉，拌炒均匀即可盛盘。

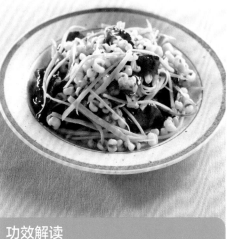

功效解读

薏苡仁为高纤食物，有助于维持身材；且因薏苡仁具利水消肿之效，经常食用，对消除水肿和保养肌肤都有不错的功效。

五谷杂粮类食材

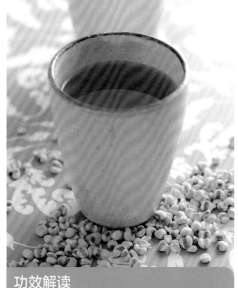

功效解读

薏苡仁可降低体内的甘油三酯和胆固醇；糙米所含的 B 族维生素则可促进体内能量代谢，两者皆含膳食纤维，瘦身效果佳。

薏苡仁糙米茶

材料：

糙米、薏苡仁各6克

- 热量 43.6千卡
- 糖类 8.1克
- 蛋白质 1.3克
- 脂肪 0.6克
- 膳食纤维 0.2克

做法：

将糙米与薏苡仁洗净，放入杯中。冲入沸水，约5分钟后即可饮用。

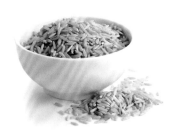

英文名：Oat	别名：野麦、雀麦、玉麦	提示：降低胆固醇、抗氧化，避免高脂血症

燕麦

功效
- 缓解疲劳
- 保护心血管
- 稳定血糖
- 美容养颜

排毒有效成分
- 膳食纤维
- β－葡聚糖
- 卵磷脂
- 植物固醇
- 亚麻油酸

性味
性温，味甘

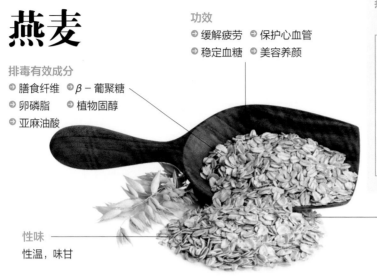

燕麦的营养成分表（以100g为例）	
膳食纤维	9.7克
蛋白质	14.4克
维生素E	0.8毫克
烟碱酸	1.3毫克
钙	45毫克
磷	359毫克
钾	356毫克
镁	91毫克
锌	2.6毫克
锰	3.4毫克

不适用者
- 肾功能不全者
- 消化性溃疡者
- 体质燥热者

排毒瘦身原理

1. 燕麦中的膳食纤维含量丰富，能清除肠道中的脂肪及其他毒素。
2. 燕麦所含的β－葡聚糖是一种水溶性膳食纤维，其降低低密度胆固醇的成效已受肯定。
3. 燕麦含卵磷脂、亚麻油酸，能降低血液中的胆固醇量，有助于排出低密度胆固醇，避免心血管疾病。
4. 燕麦所含的植物固醇在肠道中会与胆固醇互相竞争吸收的管道，因此可减少肠道对胆固醇的吸收。

食用效果

1. 燕麦的蛋白质含量丰富，有助于缓解疲劳、减轻精神压力，缓和焦躁情绪。
2. 燕麦含有锌、锰，对人体的生长发育、细胞生成有益，适合发育中的儿童。
3. 燕麦含多种成分，能降低血脂，又有维生素E、皂苷等抗氧化成分，能避免脂肪被

氧化而形成动脉硬化。

4. 燕麦所含的水溶性膳食纤维在肠道中能包覆食物，延缓糖类的吸收，保持血糖稳定。
5. 燕麦还含有褪黑素，能促进睡眠，可美白皮肤、淡斑。

食用方法

1. 燕麦常与其他五谷杂粮一起混煮，建议依个人需求制作成五谷杂粮饭。
2. 西方人习惯将燕麦片当成早餐，但东方人很少将燕麦当成主食。近年来，燕麦奶成为流行饮品之一，建议减肥者注意摄取量，以免发胖。

食用禁忌

1. 燕麦的植酸含量高，会影响人体对钙、铁、磷的吸收，一次不宜吃太多。
2. 消化性溃疡或体质燥热者不宜吃太多燕麦。
3. 燕麦的磷含量偏高，因此末期肾病患者和需血液透析者，应严格控制摄取量。

帮助排便 + 促进代谢

鸡丁花菜粥

材料：
燕麦100克，鸡胸肉30克，西蓝花和花菜各25克，红甜椒10克，水适量

- 热量 442.7千卡
- 糖类 66.8克
- 蛋白质 20.5克
- 脂肪 10.4克
- 膳食纤维 6.0克

调味料：
盐1/4小匙

做法：

❶ 材料洗净。鸡胸肉切碎；西蓝花和花菜切小块，汆烫；红甜椒去蒂，去籽，切丝备用。

❷ 燕麦加水煮成粥，加盐调味。

❸ 把鸡胸肉碎放入粥中煮熟，再加入西蓝花块、花菜块、红甜椒丝煮熟即可。

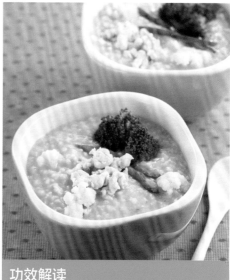

功效解读

燕麦营养丰富，容易煮熟，可去除体内的低密度胆固醇、促进身体代谢；鸡胸肉低脂肪、低热量，且营养丰富，是瘦身者摄取动物性脂肪的优质选择。

排毒减重 + 预防肠道疾病

红枣燕麦饭

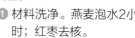

材料：
燕麦、大米各50克，红枣15克，水1杯

- 热量 447.8千卡
- 糖类 87.6克
- 蛋白质 10.7克
- 脂肪 5.6克
- 膳食纤维 4.9克

做法：

❶ 材料洗净。燕麦泡水2小时；红枣去核。

❷ 做法❶的所有材料放入内锅中，加水放入电锅中烹煮成饭，即可食用。

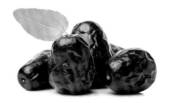

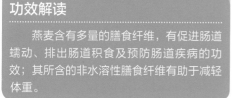

功效解读

燕麦含有多量的膳食纤维，有促进肠道蠕动、排出肠道积食及预防肠道疾病的功效；其所含的非水溶性膳食纤维有助于减轻体重。

花生燕麦粥

2
人份

材料：

燕麦、花生仁各30克，水适量

● 热量 310.3千卡
● 糖类 31.7克
● 蛋白质 11.0克
● 脂肪 15.5克
● 膳食纤维 6.6克

调味料：

冰糖1小匙

做法：

❶ 将花生仁洗净，加水，以小火煮。

❷ 花生煮软后，加入燕麦再煮5分钟，加冰糖调味即可食用。

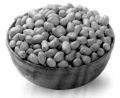

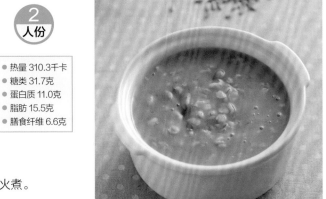

功效解读

燕麦能去除体内的低密度胆固醇，促进身体代谢；而且其富含膳食纤维，能使排便顺畅，清除宿便。

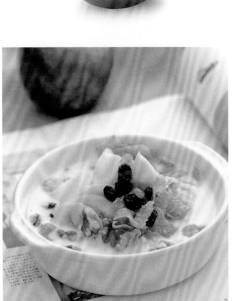

功效解读

苹果含苹果多酚，可促进免疫细胞生长、预防细胞癌变；核桃富含 *Omega-3*，有助于抑制癌细胞生长。此菜肴富含膳食纤维，有助于排出体内废物。

香蕉燕麦片

4
人份

材料：

香蕉80克，苹果100克，核桃仁20克，花生仁20克，葡萄干20克，玉米片50克，大燕麦片100克，脱脂高钙牛奶1杯

● 热量1201.7千卡
● 糖类 198.8克
● 蛋白质 34.6克
● 脂肪 34.8克
● 膳食纤维 12.6克

调味料：

蜂蜜1大匙

做法：

❶ 香蕉去皮，切片；苹果洗净，去皮，去核，切块。

❷ 将核桃仁与花生仁放钵中以杵捣碎，或置于塑料袋内以大汤匙压碎。

❸ 将牛奶、蜂蜜、玉米片、葡萄干、大燕麦片与上述食材一同加入碗中，即可食用。

第十一章
营养奶蛋类食材

　　奶蛋类食材有优质的蛋白质，在日常生活中容易获得又容易消化，不易造成肠胃的负担。需要留意的是，研究结果显示，1周的鸡蛋摄取量不宜超过7个；长期过量食用，容易诱发心血管疾病。

　　牛奶的优点是营养丰富，能补充蛋白质、钙，又容易消化。减肥者的钙摄取量常不足，牛奶能有效补充营养、强身健体。而酸奶是帮助消化的补充品，虽然它的营养价值比不上牛奶，但其特有的乳酸菌对肠道有很大帮助。

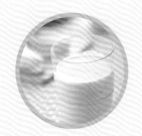
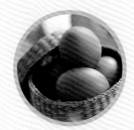
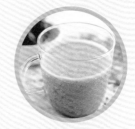

| 英文名：Milk | 别名：牛乳、鲜奶、鲜乳　提示：补充钙质、改善高血压 |

牛奶

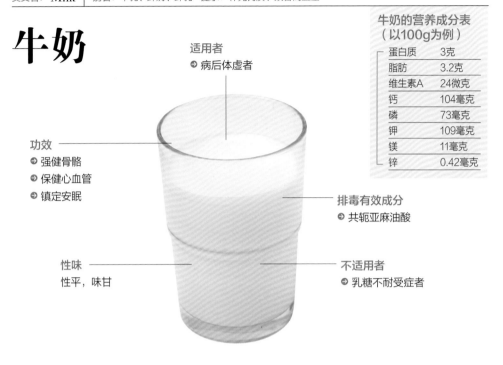

适用者
◉ 病后体虚者

功效
◉ 强健骨骼
◉ 保健心血管
◉ 镇定安眠

排毒有效成分
◉ 共轭亚麻油酸

性味
性平，味甘

不适用者
◉ 乳糖不耐受症者

牛奶的营养成分表 （以100g为例）	
蛋白质	3克
脂肪	3.2克
维生素A	24微克
钙	104毫克
磷	73毫克
钾	109毫克
镁	11毫克
锌	0.42毫克

排毒瘦身原理

❶ 牛奶不含膳食纤维，每100克牛奶中仅有54千卡热量；而低脂鲜奶则仅有40～50千卡，不易对人体造成负担。

❷ 牛奶中有共轭亚麻油酸（CLA），能降低血液中的胆固醇。

食用效果

❶ 牛奶强健骨骼的效果是因其钙的吸收率最高。人体对牛奶的钙吸收率约60%，因牛奶的乳蛋白能分解出很小的物质"肽"，"肽"有助于钙吸收。且牛奶的磷钙比值接近1，有利于钙的吸收。

❷ 因为钙吸收良好，所以喝牛奶也能降低高血压、稳定情绪、帮助安眠，并强健体质。

❸ 牛奶含钾、钙、油酸，能预防动脉硬化等心血管疾病。牛奶中的钙、钾能促进肾脏、血管中多余的水分排出，改善高血压。牛奶脂肪中含有1/3的油酸，油酸是一种稳定的不饱和脂肪酸，它能去除血液中的低密度胆固醇，不会影响高密度胆固醇，也不会被氧化而诱发动脉硬化。

食用方法

❶ 牛奶杀菌后可饮用，可冷饮、热饮，制成冰棒、点心，入菜或做成酸奶等乳类制品，是全球化的食物。

❷ 若要将鲜奶加热饮用，只要加热至温热即可。加热超过100℃，容易破坏牛奶本身的营养成分。

食用宜忌

　　乳糖不耐受症者，无法消化牛奶中的乳糖。将牛奶加热、渐次增加食用量，能逐渐改善症状。

补充营养+预防便秘

木瓜牛奶饮

1人份

材料：

木瓜200克，牛奶1/2杯

- 热量 195.7千卡
- 糖类 32.9克
- 蛋白质 5.6克
- 脂肪 4.6克
- 膳食纤维 3.4克

做法：

❶ 木瓜洗净，去皮和籽，切小块。

❷ 木瓜块和牛奶倒入果汁机中打匀，倒入杯中即可饮用。

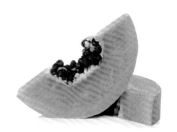

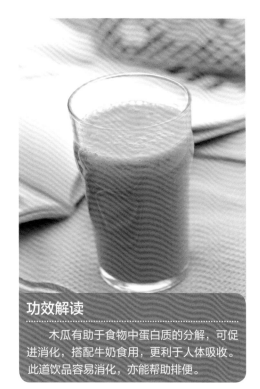

功效解读

　　木瓜有助于食物中蛋白质的分解，可促进消化，搭配牛奶食用，更利于人体吸收。此道饮品容易消化，亦能帮助排便。

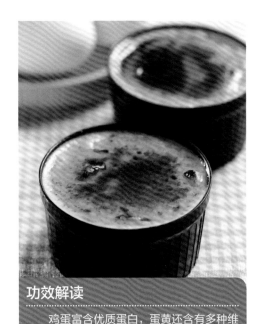

功效解读

　　鸡蛋富含优质蛋白，蛋黄还含有多种维生素和卵磷脂，卵磷脂是一种强乳化剂，有利于脂类通过血管，防止胆固醇和脂肪在血管壁的沉积。

降低胆固醇+排毒瘦身

焦糖布丁

4人份

材料：

鸡蛋2个，蛋黄2个，牛奶2杯，热水2大匙

- 热量 978.4千卡
- 糖类 81.4克
- 蛋白质 47.9克
- 脂肪 51.2克
- 膳食纤维 0克

调味料：

白糖4大匙，香草粉1小匙

做法：

❶ 将白糖倒入锅中，静置以小火煮成深褐色后熄火，加热水拌匀，倒入容器备用。

❷ 将鸡蛋、蛋黄与香草粉放在大盆中拌匀，备用。

❸ 把牛奶与焦糖混合，倒入锅中，以小火煮至糖溶化后熄火。

❹ 将做法❸的材料边搅拌边倒入做法❷的材料中，过筛后倒入耐热容器，放进烤箱，以150℃烤30分钟。

酸奶

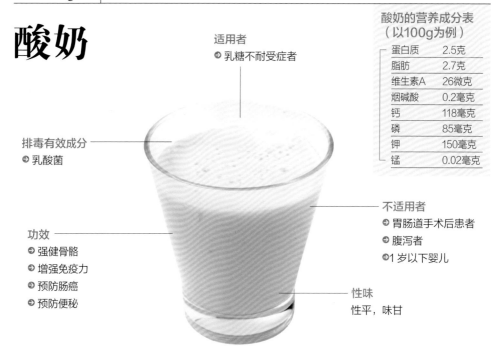

适用者
➲ 乳糖不耐受症者

排毒有效成分
➲ 乳酸菌

功效
➲ 强健骨骼
➲ 增强免疫力
➲ 预防肠癌
➲ 预防便秘

不适用者
➲ 胃肠道手术后患者
➲ 腹泻者
➲ 1岁以下婴儿

性味
性平，味甘

酸奶的营养成分表（以100g为例）	
蛋白质	2.5克
脂肪	2.7克
维生素A	26微克
烟碱酸	0.2毫克
钙	118毫克
磷	85毫克
钾	150毫克
锰	0.02毫克

排毒瘦身原理

❶ 酸奶的热量不高，每100克中约72千卡，又含能促进肠道蠕动的乳酸菌，是有益减肥的食品。

❷ 酸奶虽不含膳食纤维，但本身的饱腹感很强，能减少进食的欲望，可当作正餐时的点心，补充营养又帮助消化。

食用效果

❶ 酸奶中所含的乳酸菌能对抗肠道中的有害菌，可刺激肠道蠕动、预防便秘，长期饮用能预防肠癌。

❷ 酸奶中所含的锰能促进人体对钙的吸收，强健骨骼、牙齿，并预防骨质疏松症。

❸ 有乳糖不耐受症的人喝酸奶，其中的乳酸菌能将乳糖分解为半乳糖，不会引发肠鸣不适。

❹ 酸奶中的益生菌可以在肠道产生有益的代谢产物，同时激活免疫系统，增强免疫力。

食用方法

❶ 将酸奶当成沙拉酱，淋在蔬菜、水果上制成沙拉，可补足奶类中不足的膳食纤维、维生素。这样吃不仅热量低，还可降胆固醇、保健肠胃。

❷ 早餐前空腹喝酸奶，能辅助清除肠道中的废物，若担心胃部不适，可在喝酸奶前，先喝杯温开水。

食用禁忌

　　胃肠道手术后的患者、1岁以下婴儿及腹泻者，尽量别喝酸奶。

葡萄酸奶饮

1人份

材料：
葡萄300克，原味酸奶200毫升，薄荷叶适量

● 热量 366.7千卡
● 糖类 75.1克
● 蛋白质 7.7克
● 脂肪 3.2克
● 膳食纤维 1.8克

调味料：
蜂蜜1/2小匙

做法：
❶ 葡萄洗净，去皮、蒂和籽，和原味酸奶一起放入果汁机中，转高速充分搅拌均匀。
❷ 将做法❶的材料放入滤网滤渣，加蜂蜜拌匀，最后放上薄荷叶作为装饰即可。

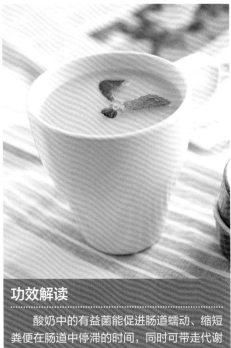

功效解读

酸奶中的有益菌能促进肠道蠕动、缩短粪便在肠道中停滞的时间，同时可带走代谢时产生的废物，保护肠道内环境。

营养奶蛋类食材

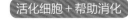

芒果芦荟酸奶饮

1人份

材料：
芒果1个，低脂酸奶1杯，芦荟叶1片

● 热量 337.6千卡
● 糖类 79克
● 蛋白质 4.4克
● 脂肪 2.9克
● 膳食纤维 3.2克

调味料
蜂蜜适量

做法：
❶ 芒果洗净，去皮，去核，切块。
❷ 芦荟洗净，去皮，取出果肉后放入果汁机中，加入芒果块、酸奶与蜂蜜，打成果汁即可饮用。

功效解读

酸奶中的有益菌能预防便秘；芦荟中的胶质能促进代谢、活化细胞，并且可增强身体的消化功能，排出体内毒素。

鸡蛋

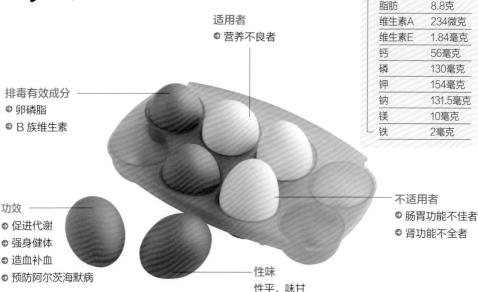

适用者
⊙ 营养不良者

排毒有效成分
⊙ 卵磷脂
⊙ B 族维生素

功效
⊙ 促进代谢
⊙ 强身健体
⊙ 造血补血
⊙ 预防阿尔茨海默病

不适用者
⊙ 肠胃功能不佳者
⊙ 肾功能不全者

性味
性平，味甘

鸡蛋的营养成分表 （以100g为例）	
蛋白质	13.3克
脂肪	8.8克
维生素A	234微克
维生素E	1.84毫克
钙	56毫克
磷	130毫克
钾	154毫克
钠	131.5毫克
镁	10毫克
铁	2毫克

排毒瘦身原理

❶ 鸡蛋所含的卵磷脂有生物乳化剂的效果，能将血液中的脂肪乳化，使脂肪快速通过血管，防止胆固醇和脂肪在血管壁的沉积。

❷ 鸡蛋可促进血液循环、新陈代谢，所含营养物质包括卵磷脂、B族维生素，可促进糖类、脂肪的代谢，有助于将废物排出体外，并将养分输送到全身，使体内堆积的毒素减少。

食用效果

❶ 鸡蛋含有优质蛋白质，其中8种是人体必需氨基酸，能为人体主要器官提供养分，使人保持活力与精神。

❷ 鸡蛋所含的卵磷脂是制造乙酰胆碱的原料，乙酰胆碱是大脑的神经传导物质，充足的乙酰胆碱有助于大脑中枢神经的发育，并且能预防阿尔茨海默病。

❸ 鸡蛋也有养颜美容效果，因为它所含的维生素A、维生素B_{12}、维生素E，能保健皮肤，使人保持年轻活力。同时又含有铁，有助于造血，预防贫血，是特别适合女性的食物。

食用方法

　　煮鸡蛋时经常会出现蛋壳破裂的情况，避免破壳的基本要领是"开水煮冷蛋"，即待水开后放入凉鸡蛋煮熟即可。

食用禁忌

❶ 鸡蛋富含蛋白质，蛋白质的代谢产物中非蛋白氮及氮的成分增多，会增加肾脏负担，故肾功能不全者不宜多吃。

❷ 肠胃功能不佳者食用鸡蛋会加重消化系统的负担，因此不宜食用。

鲜蔬蛋沙拉

1 人份

材料:
水煮蛋1个，西芹30克，辣椒1个，葱1根

调味料:
水果醋20毫升，盐适量，橄榄油1小匙

- 热量 139.1千卡
- 糖类 1.8克
- 蛋白质 7.5克
- 脂肪 11.3克
- 膳食纤维 0.6克

做法:

❶ 葱洗净，切段；西芹洗净，切块，焯水后沥干；辣椒洗净，切圈；水煮蛋剥皮，切块，备用。

❷ 锅中加水煮沸，加水果醋、盐稍微拌匀，加入葱段，马上熄火。

❸ 葱夹出，盛盘，撒上鸡蛋块与西芹块，再淋上橄榄油、做法❷的酱汁，最后加辣椒圈点缀即可。

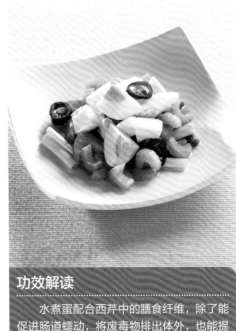

功效解读

　　水煮蛋配合西芹中的膳食纤维，除了能促进肠道蠕动，将废毒物排出体外，也能提高肠道的消化吸收能力。

营养奶蛋类食材

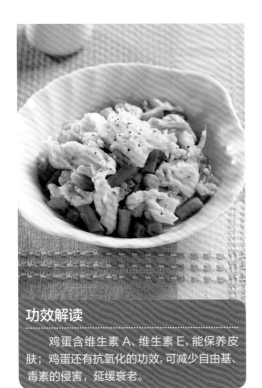

功效解读

　　鸡蛋含维生素 A、维生素 E，能保养皮肤；鸡蛋还有抗氧化的功效，可减少自由基、毒素的侵害，延缓衰老。

鲜甜四季豆炒蛋

材料:
四季豆150克，鸡蛋2个，大蒜5瓣

2 人份

调味料:
橄榄油1大匙，盐1/2小匙，温开水2小匙，米酒1小匙，黑胡椒粉适量

- 热量 358.3千卡
- 糖类 10.7克
- 蛋白质 17.9克
- 脂肪 27.1克
- 膳食纤维 4.2克

做法:

❶ 四季豆洗净，去丝和头尾，切段，以沸水烫熟；大蒜剥皮，切末；鸡蛋打散，加温开水和米酒拌匀。

❷ 橄榄油热锅，倒入蛋液，翻炒至熟，盛起。

❸ 余油爆香大蒜末，加四季豆段炒熟，加盐调味，最后倒入蛋块炒匀，撒上黑胡椒粉即可。

奶香鸡肉蒸蛋

材料：

鸡蛋2个，低脂牛奶$1\frac{1}{2}$杯，鸡胸肉50克，葱1根

● 热量 352.2千卡
● 糖类 15.8克
● 蛋白质 35.7克
● 脂肪 16.3克
● 膳食纤维 0克

调味料：

盐1/2小匙

做法：

❶ 将鸡蛋打成蛋液，和盐一起加入低脂牛奶中，拌匀。

❷ 葱洗净，切末。

❸ 鸡胸肉洗净，切块，放入做法❶的材料中，用大火蒸至表面变色，转中火再蒸约30分钟。

❹ 撒上葱末即可。

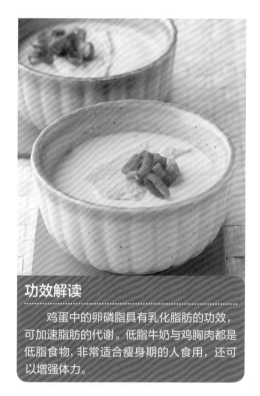

功效解读

　　鸡蛋中的卵磷脂具有乳化脂肪的功效，可加速脂肪的代谢。低脂牛奶与鸡胸肉都是低脂食物，非常适合瘦身期的人食用，还可以增强体力。

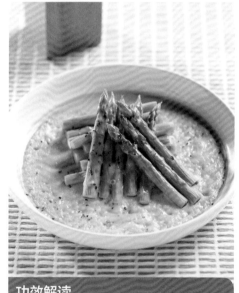

功效解读

　　鸡蛋中富含 B 族维生素，有助于糖类、脂肪的代谢，能将废物排出体外，将养分输送到全身，使体内堆积的毒素减少。

芦笋焗蛋

材料：

鸡蛋2个，芦笋250克

● 热量 211.3千卡
● 糖类 15.1克
● 蛋白质 16.9克
● 脂肪 10克
● 膳食纤维 4.8克

调味料：

盐、黑胡椒粉、奶油各适量

做法：

❶ 芦笋洗净，去尾端，切段，以盐水氽烫，捞起沥干，备用。

❷ 热锅加奶油，加入做法❶的材料翻炒，再加盐、黑胡椒粉调味。

❸ 在耐热容器中打入鸡蛋，铺上做法❷的材料，放进烤箱，以200℃焗烤10～12分钟即可。

第十二章
海菜海鲜类食材

　　海菜、海鲜富含的牛磺酸与不饱和脂肪酸是其能降低脂肪水平的两大利器。牛磺酸能促进胆汁酸分泌，使血中胆固醇被充分利用，进而减少胆固醇；不饱和脂肪酸能抑制肝脏合成脂肪，所以也能预防肥胖。虽然海鲜含胆固醇，但同时也能降低胆固醇，控制在正常食用量下，不必担心会有胆固醇摄入过量的问题。

　　海藻是海里的蔬菜，含有不饱和脂肪酸及优质膳食纤维，又以黏质的水溶性膳食纤维最具特色，能有效清洁肠道、预防便秘、降低血脂。同时，海藻含碘，可促进新陈代谢，但甲状腺功能亢进者不宜多吃。

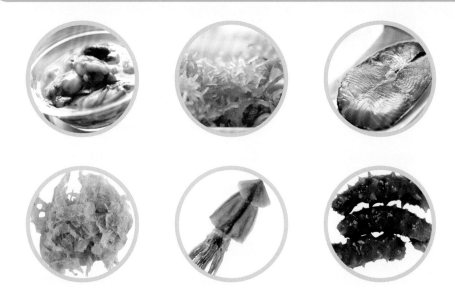

鳕鱼

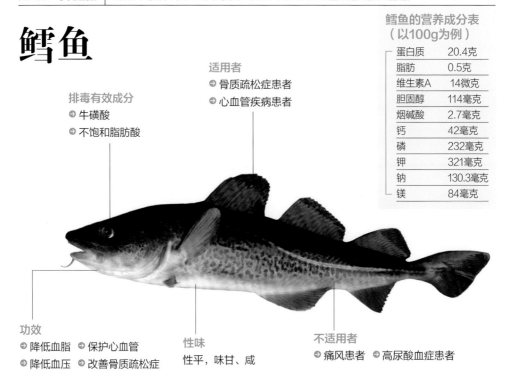

排毒有效成分
➲ 牛磺酸
➲ 不饱和脂肪酸

适用者
➲ 骨质疏松症患者
➲ 心血管疾病患者

鳕鱼的营养成分表（以100g为例）	
蛋白质	20.4克
脂肪	0.5克
维生素A	14微克
胆固醇	114毫克
烟碱酸	2.7毫克
钙	42毫克
磷	232毫克
钾	321毫克
钠	130.3毫克
镁	84毫克

功效
➲ 降低血脂　➲ 保护心血管
➲ 降低血压　➲ 改善骨质疏松症

性味
性平，味甘、咸

不适用者
➲ 痛风患者　➲ 高尿酸血症患者

排毒瘦身原理

❶ 鳕鱼的脂肪中含DHA、EPA等不饱和脂肪酸，能降低胆固醇、甘油三酯，可有效预防高胆固醇血症。

❷ 鳕鱼含有牛磺酸，牛磺酸可降低血压、胆固醇。常吃含牛磺酸的食物，能降低血脂。

食用效果

❶ 鳕鱼所含的维生素D可促进钙的吸收，改善骨质疏松症。

❷ 鳕鱼富含蛋白质，肉质又柔软、易消化，是肠胃不适者及1岁以上儿童摄取优质蛋白质的良好来源。

❸ 鳕鱼含DHA、EPA等不饱和脂肪酸与牛磺酸，是优质的降血脂食物，能预防动脉

硬化与血栓，避免中风、冠心病及其他心血管疾病。

食用保存

❶ 鳕鱼的保存期限较短，不宜存放太久，若一次购买较多，宜分成多份，放在冰箱冷冻室中保存，每次只要解冻一小包使用。

❷ 若想让鳕鱼肉质更紧实，烹调前，可先将鱼表面的水分擦净，撒点盐再煮食，也能使味道更鲜美。

食用禁忌

鳕鱼中的嘌呤含量较高，嘌呤是产生尿酸的主要物质，故尿酸过高者不宜多食；痛风与嘌呤代谢紊乱和尿酸排泄减少所致的高尿酸血症直接相关，故也不宜多食鳕鱼。

清蒸核桃鳕鱼

材料：

鳕鱼150克，松子仁10克，核桃仁40克，葱1根，姜2片

- ● 热量 641.0千卡
- ● 糖类 6.8克
- ● 蛋白质 38.5克
- ● 脂肪 51.1克
- ● 膳食纤维 4.3克

调味料：

橄榄油1大匙，酱油1/2大匙，米酒1小匙

做法：

❶ 将葱、姜洗净，切丝；核桃仁捣碎，与松子仁放入油锅中炒香。

❷ 鳕鱼洗净装盘，淋上米酒，撒上姜丝，放入蒸锅蒸约10分钟。

❸ 倒去做法❷的汤汁，撒上核桃仁碎和松子仁，淋上酱油，放上葱丝即可。

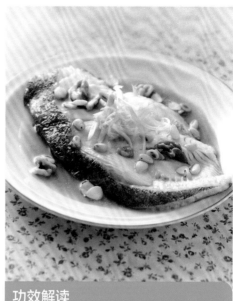

功效解读

　　鳕鱼肉质细嫩，脂肪含量低，是优质蛋白质的良好来源，其中的牛磺酸能协助肝脏代谢脂肪，故对瘦身者是良好的食材之一。

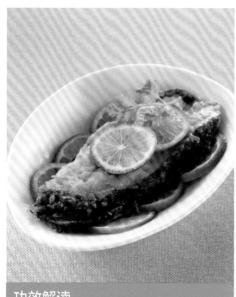

功效解读

　　鳕鱼含 DHA、EPA 等不饱和脂肪酸与牛磺酸，有益于脂肪代谢。除了可预防动脉硬化与血栓形成，对减重者也具有辅助功效。

柠檬鳕鱼

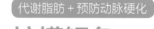

材料：

鳕鱼200克，鸡蛋1个，柠檬1个，香菜适量

- ● 热量 258.2千卡
- ● 糖类 2.5克
- ● 蛋白质 47.5克
- ● 脂肪 6.5克
- ● 膳食纤维 0克

调味料：

盐、胡椒粉、低筋面粉各适量，橄榄油2小匙

做法：

❶ 柠檬洗净，切薄片；鳕鱼洗净，沥干，用盐和胡椒粉涂抹鱼身，略腌15分钟。

❷ 将鸡蛋打入碗中，搅拌均匀后涂于鳕鱼上，再抹上低筋面粉。

❸ 热锅加油，以小火将鳕鱼煎至金黄色。

❹ 取1张锡箔纸，铺上柠檬片，放上鳕鱼，放进预热150℃的烤箱烤20分钟，食用前淋上柠檬汁、装饰上香菜即可。

三文鱼

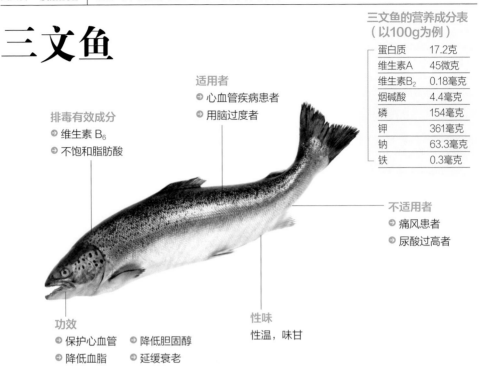

排毒有效成分
- 维生素 B_6
- 不饱和脂肪酸

适用者
- 心血管疾病患者
- 用脑过度者

不适用者
- 痛风患者
- 尿酸过高者

功效
- 保护心血管
- 降低血脂
- 降低胆固醇
- 延缓衰老

性味
性温, 味甘

三文鱼的营养成分表（以100g为例）

蛋白质	17.2克
维生素A	45微克
维生素B_2	0.18毫克
烟碱酸	4.4毫克
磷	154毫克
钾	361毫克
钠	63.3毫克
铁	0.3毫克

排毒瘦身原理

1. 三文鱼中含丰富的不饱和脂肪酸，能降低血液中的胆固醇、甘油三酯，降低血脂。
2. 三文鱼的维生素B_6含量丰富，能促进蛋白质、脂肪的代谢，还可预防脂肪肝等问题。

食用效果

1. 三文鱼含有的$\omega-3$多元不饱和脂肪酸对儿童的脑部发育有益，也能提升儿童学习的专注力，并可降低哮喘的发生率。
2. 三文鱼中的DHA功能很多，除了能活化大脑细胞，也能防治阿尔茨海默病，延缓衰老。另外，其中的维生素B_{12}对于阿尔茨海默病也有防治效果。
3. DHA、EPA能抑制癌细胞增殖，达到防癌抗癌的效果。

食用方法

1. 三文鱼整条都能够入菜，以煮汤、火锅或生鱼片最为常见。鱼眼睛富含DHA，因此发育中的儿童常被鼓励多吃鱼眼睛。
2. 三文鱼含量丰富的维生素B_6经高温烹煮容易流失，所以吃生鱼片最能保存维生素B_6的营养价值，但要注意选购检验合格的三文鱼。

食用禁忌

1. 三文鱼中甲基汞的含量较高，长期过量食用易导致神经病变，每周食用量不宜超过200克。
2. 三文鱼嘌呤含量高，不适合痛风患者和尿酸过高者食用。

彩蔬炒三文鱼

2人份

材料：

西蓝花、胡萝卜各50克，
三文鱼100克

- 热量 366.4千卡
- 糖类 6.2克
- 蛋白质 22.5克
- 脂肪 28.0克
- 膳食纤维 2.7克

调味料：

橄榄油2小匙，盐1/2小
匙，香油1/4小匙

做法：

1. 三文鱼切块；胡萝卜洗净，切块；西蓝花
   洗净，切小朵。

2. 西蓝花和胡萝卜块分别放入沸水中氽烫，
   捞起备用。

3. 热油锅，放入三文鱼煎至八分熟，再加入
   做法②的材料、盐和香油炒匀即可。

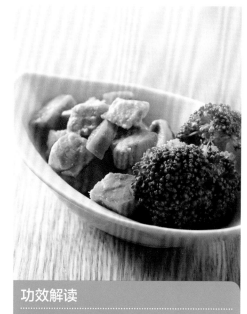

功效解读

三文鱼丰富的多不饱和脂肪酸及橄榄油
的单不饱和脂肪酸不仅对心血管疾病有预防
功效，还能润肠通便、促进体内毒素排出。

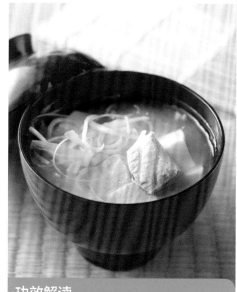

功效解读

三文鱼中丰富的不饱和脂肪酸能降低血
中胆固醇、甘油三酯，故对降低减重者的血
脂水平也是有助益的。

三文鱼豆腐味噌汤

材料：

三文鱼片200克，葱1根，
豆腐1块（约80克），姜
3片，水适量

2人份

- 热量 292千卡
- 糖类 9.8克
- 蛋白质 55.1克
- 脂肪 3.6克
- 膳食纤维 1.0克

调味料：

盐1/2小匙，味噌1大匙

做法：

1. 将所有材料洗净。三文鱼和豆腐切小块；
   葱切丝。

2. 水倒入锅内，放入三文鱼块和姜片，煮
   沸；再放豆腐块、盐和味噌，煮沸，撒上
   葱丝即可。

鱿鱼

功效
- ➲ 强化肝功能
- ➲ 增强视力
- ➲ 降低血脂

鱿鱼的营养成分表 （以100g为例）	
蛋白质	17克
维生素A	16微克
维生素E	0.94毫克
钙	43毫克
磷	60毫克
钾	16毫克
钠	134.7毫克
镁	61毫克

排毒有效成分
- ➲ 不饱和脂肪酸
- ➲ 牛磺酸

不适用者
- ➲ 过敏体质者
- ➲ 尿酸过高者

性味
性平，味甘、咸

排毒瘦身原理

1. 鱿鱼所含的胆固醇虽很高，但大部分储藏在其内脏中，而非平常食用的躯干，所以不必太担心食用鱿鱼会使胆固醇上升。其中所含的DHA、EPA等不饱和脂肪酸能降低血脂，避免脂肪堆积于血管壁，可避免高脂血症的发生。

2. 鱿鱼的热量不高，脂肪量也不高，且富含牛磺酸。牛磺酸能降低血压和血液中的总胆固醇，可促进脂肪代谢。

食用效果

1. 鱿鱼的牛磺酸、钾含量高，能改善因盐分摄取太多而导致的高血压。另外，其中的不饱和脂肪酸能降低血脂，避免动脉硬化。

2. 鱿鱼所含的牛磺酸能强化肝脏功能，促进胆汁酸分泌、肝细胞再生，并预防胆结石。

3. 鱿鱼所含的DHA能促进儿童智力发育、预防阿尔茨海默病、增强视力。

食用方法

1. 市面上常见冷冻新鲜鱿鱼、鱿鱼干。新鲜鱿鱼必须先去除内脏、外膜，才能煮食；而鱿鱼干表面常见的一层白色粉状物质是牛磺酸，不必刻意除去。

2. 鱿鱼一定要煮熟，食用未完全熟透的鱿鱼，易影响肠胃功能，影响消化。

食用禁忌

过敏体质者、尿酸过高者尽量别吃鱿鱼。

纤体瘦身 + 预防动脉硬化

凉拌葱花鱿鱼

4
人份

材料：
鱿鱼300克，葱2根，姜15克，辣椒1个

● 热量 766.0千卡
● 糖类 73.7克
● 蛋白质 47.4克
● 脂肪 31.3克
● 膳食纤维 0.5克

调味料：
橄榄油、酱油各2大匙，盐1/2小匙，白糖1大匙

做法：

① 所有材料洗净。鱿鱼切片，改花刀，以热水烫熟后，沥干水分待凉；葱、姜、辣椒切末。

② 热油锅，放入葱末、姜末、辣椒末、盐、酱油、白糖，快炒至香味出来后，熄火加鱿鱼片搅拌均匀。

③ 放入冰箱冷藏1小时后，取出食用即可。

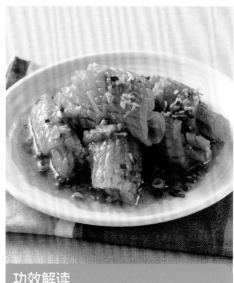

功效解读

鱿鱼属于高蛋白、低脂肪的食材，去除胆固醇较高的内脏，就非常适合减重者食用；鱿鱼所含的牛磺酸可有效减少血管壁内胆固醇的堆积，预防动脉硬化。

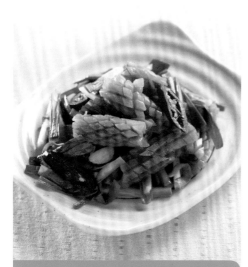

功效解读

鱿鱼脂肪含量低、钾含量高，能改善因盐分摄取过量导致的高血压，也能协助水分代谢，减少水分在体内的潴留，避免水肿型肥胖。

避免水肿 + 改善高血压

韭菜炒鱿鱼

2
人份

材料：
韭菜120克，大蒜（去皮）3瓣，葱1根，辣椒1/2个，水发鱿鱼60克

● 热量 268.7千卡
● 糖类 19.0克
● 蛋白质 11.8克
● 脂肪 16.2克
● 膳食纤维 2.9克

调味料：
橄榄油1大匙，酱油1小匙，米酒1/2小匙，白糖1/4小匙

做法：

① 所有材料洗净。大蒜、辣椒切片；韭菜、葱切段。

② 鱿鱼洗净，切刀纹后切片，再用沸水略烫，捞起沥干。

③ 热油锅，炒香大蒜片、葱段和辣椒片，加鱿鱼片、韭菜段、酱油、米酒和白糖，炒熟即可。

海菜海鲜类食材

163

牡蛎

适用者
- ➲ 贫血者
- ➲ 体虚者
- ➲ 糖尿病患者
- ➲ 高脂血症患者

排毒有效成分
- ➲ 牛磺酸

牡蛎的营养成分表（以100g为例）

蛋白质	5.3克
脂肪	2.1克
维生素A	27微克
烟碱酸	1.4毫克
钙	131毫克
磷	115毫克
钾	200毫克
钠	462.1毫克
镁	65毫克
锌	9.4毫克
铁	7.1毫克
铜	8.1毫克

不适用者
- ➲ 痛风患者
- ➲ 高尿酸血症患者

性味
性微寒，味咸

功效
- ➲ 补铁补血
- ➲ 增强免疫力
- ➲ 保肝利胆
- ➲ 保护视力

排毒瘦身原理

1. 牡蛎含牛磺酸，具有降低血压、胆固醇的功效。
2. 牡蛎热量低，每100克中仅73千卡，又是低脂食物，不会造成身体的负担。而且其所含的胆固醇不会使人发胖，营养物质对代谢有帮助，是减肥者能摄取的补铁、保肝食材。

食用效果

1. 牡蛎的锌含量高，对伤口愈合、免疫力增强有帮助，也有助于生殖系统的发育。
2. 牡蛎富含铁、铜，对造血有帮助。铜能促进铁的吸收，并能促使铁与血红蛋白结合，达到预防贫血的效果；又含大量维生素B_{12}，能预防恶性贫血。
3. 牡蛎所含的牛磺酸本身有保肝、利胆的作用，能促进胆汁酸分泌、肝细胞再生，预防胆结石。
4. 牡蛎有助于胰岛素的分泌与利用，对防治糖尿病有益。
5. 牡蛎中丰富的维生素A可以增强身体的免疫力、促进视力健康。

食用方法

1. 新鲜的牡蛎置于冷藏库中约可保存2天。烹调前浸泡在浓盐水中易洗掉黏液、污垢。
2. 牡蛎富含铁，生吃牡蛎时，可以滴些柠檬汁一起食用，柠檬中的维生素C可促进铁的吸收。

食用禁忌

牡蛎的嘌呤含量较高，痛风患者、高尿酸血症患者皆应避免食用。

牡蛎炒蛋

4
人份

材料：

牡蛎200克，韭菜适量，鸡蛋4个

- 热量 727.2千卡
- 糖类 12.2克
- 蛋白质 47.6克
- 脂肪 54.2克
- 膳食纤维 1克

调味料：

盐、胡椒粉各1/2小匙，橄榄油2大匙

做法：

1. 牡蛎洗净，用沸水汆烫；韭菜洗净，切段。

2. 将韭菜段、盐、胡椒粉放入碗中，打入鸡蛋，搅拌均匀。

3. 起油锅，加入牡蛎，并将做法2的蛋液均匀倒入锅内，转中火，待下层蛋液凝固后，再翻炒至熟即可。

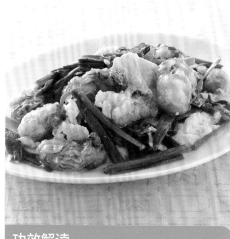

功效解读

牡蛎含有丰富的牛磺酸，可降低胆固醇、调节肝脏功能，使人体顺利将体内废物排出，维持身体健康。

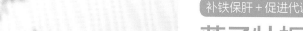

功效解读

牡蛎是低脂食物，不会对身体造成负担，其所含丰富的营养物质对代谢有帮助，是减肥者补铁、保肝的优质食材。

莲子牡蛎汤

2
人份

材料：

牡蛎120克，莲子30克，姜2片，葱1/2根，水适量

- 热量 194.4千卡
- 糖类 23.4克
- 蛋白质 20.1克
- 脂肪 2.3克
- 膳食纤维 2.8克

调味料：

盐1/2小匙

做法：

1. 莲子去心，洗净，泡温水1小时；葱洗净，切丝。

2. 水、莲子、姜片放入锅中，煮沸后转小火，续煮20分钟。

3. 加洗净的牡蛎煮熟后加盐调味，最后撒上葱丝即可食用。

英文名：Sea Cucumber	别名：海瓜、海鼠	提示：热量低、不含脂肪，降血脂又强身

海参

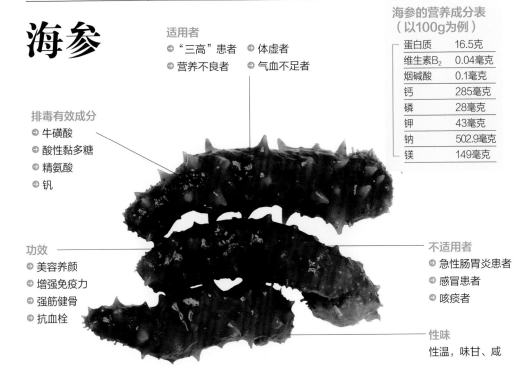

适用者
- ➔ "三高"患者
- ➔ 营养不良者
- ➔ 体虚者
- ➔ 气血不足者

排毒有效成分
- ➔ 牛磺酸
- ➔ 酸性黏多糖
- ➔ 精氨酸
- ➔ 钒

功效
- ➔ 美容养颜
- ➔ 增强免疫力
- ➔ 强筋健骨
- ➔ 抗血栓

不适用者
- ➔ 急性肠胃炎患者
- ➔ 感冒患者
- ➔ 咳痰者

性味
性温，味甘、咸

海参的营养成分表（以100g为例）

蛋白质	16.5克
维生素B$_2$	0.04毫克
烟碱酸	0.1毫克
钙	285毫克
磷	28毫克
钾	43毫克
钠	502.9毫克
镁	149毫克

排毒瘦身原理

1. 海参的热量很低，几乎不含脂肪，是肥胖者、高脂血症患者、心血管疾病患者的优良食物。

2. 海参所含的酸性黏多糖能抑制血管中的不正常凝血，可预防血栓形成。

3. 海参蛋白质中的精氨酸能促进脂肪代谢、强化肌肉。海参也有牛磺酸与超微量元素钒，能促进脂肪代谢、降低血中的胆固醇，适合减肥者食用。

食用效果

1. 海参含有丰富的胶质，可以保健皮肤、美容养颜、补充体力，还有强健筋骨之效。

2. 海参的蛋白质营养价值高，其中含有精氨酸、牛磺酸、胶原蛋白，有益于人体的生长发育、受损组织的修复，可增强人体免疫力。

3. 海参温和滋补的功效很强，高血压、冠心病、糖尿病患者都能食用；虚劳羸弱、气血不足、营养不良、病后体虚、产后体虚的人也很适合吃。

食用方法

海参通常是以干海参泡水泡发，泡发后剖开外皮，去除内脏才能烹调。泡发好的海参最多只能冷藏3天，且须浸泡于水中，一天要换水2~3次。

食用禁忌

急性肠胃炎及感冒、咳痰的人，都不宜吃海参。

排出毒素 + 润泽肌肤

凉拌海参

材料:

海参100克,小黄瓜60克,
辣椒30克,姜10克

- 热量 174.0千卡
- 糖类 11.9克
- 蛋白质 18.0克
- 脂肪 6.1克
- 膳食纤维 1.6克

调味料:

白糖、酱油、辣椒酱、香油
各1小匙

做法:

1 海参除去沙肠,洗净,切块;小黄瓜洗
   净,切块;辣椒洗净,切碎;姜洗净,切
   薄片;所有调味料混合,备用。

2 小黄瓜块氽烫后捞起,放入姜片、海参块
   煮2分钟,捞起备用。

3 将海参块、小黄瓜块、辣椒碎和做法1的
   酱汁拌匀,即可食用。

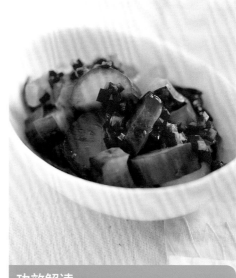

功效解读

　　海参中所含的胶质可让皮肤滑润有光
泽,再搭配富含膳食纤维的蔬菜,可以促进
有毒物质排出体外。

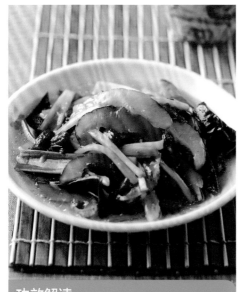

功效解读

　　海参富含胶质,可以美容养颜、降低血
脂,且几乎不含脂肪,是控制体重者和高胆
固醇血症患者不错的蛋白质食物来源。

降低血脂 + 美容养颜

竹笋烩海参

材料:

海参200克,竹笋丝50克,
葱1根,姜3片,枸杞子5
克,干黑木耳10克

- 热量 244.0千卡
- 糖类 8.7克
- 蛋白质 15.7克
- 脂肪 15.3克
- 膳食纤维 3.8 克

调味料:

食用油1大匙,米酒1小匙,盐1/4小匙,蚝
油1/2小匙,高汤3大匙,水淀粉1小匙

做法:

1 所有材料洗净。海参切长条,沸水氽烫,
   捞出;葱切段;干黑木耳用水泡软,切片。

2 食用油倒入锅中烧热,爆香葱段和姜片,
   加海参条、竹笋丝、黑木耳片和枸杞子
   拌炒。

3 倒入米酒、蚝油、盐和高汤焖煮10分钟,
   加水淀粉勾芡即可。

| 英文名：Kelp | 别名：江白菜 | 提示："水中的蔬菜"，能降脂排毒、抗氧化 |

海带

适用者
- ➲ 骨质疏松症患者
- ➲ 心血管疾病患者

排毒有效成分
- ➲ 不饱和脂肪酸
- ➲ 膳食纤维
- ➲ 碘

海带（干）的营养成分表（以100g为例）	
膳食纤维	6.1克
蛋白质	1.8克
维生素A	40微克
维生素B$_2$	0.1毫克
烟碱酸	0.8毫克
钙	348毫克
磷	52毫克
钾	761毫克
钠	327.4毫克
镁	129毫克

功效
- ➲ 预防便秘　➲ 降血脂
- ➲ 利尿消肿　➲ 强健骨骼

性味
性寒，味甘、咸

不适用者
- ➲ 孕妇
- ➲ 甲状腺功能亢进者

排毒瘦身原理

1. 海带常含的胶状膳食纤维是一种水溶性纤维，能在肠道中变成凝胶状，吸附并带走多余的废物和低密度胆固醇，能清洁废物、预防肥胖、降低血脂。
2. 海带含有丰富的碘，碘是甲状腺素的合成元素之一。足够的甲状腺素有助于促进脂肪、糖类及蛋白质代谢，可避免肥胖。
3. 海带含不饱和脂肪酸，能发挥降血脂的效果，常吃能避免肥胖。

食用效果

1. 海带属高钾、低钠食物，能消肿、利尿。
2. 海带富含钙，且钙比磷含量高，更有益于钙的吸收，能预防骨质疏松症，对骨骼、牙齿发育有益。

食用方法

烹调干海带前，应将海带表面冲洗一下，然后放入蒸锅蒸约30分钟，之后放入清水浸泡一夜，口感才会爽脆。

食用宜忌

1. 甲状腺功能亢进者，不能摄入太多碘，需少吃海带。
2. 海带咸寒软坚，孕妇食用会导致胎动不安，甚至导致流产，故孕妇不宜食用海带。

排出毒素 + 保健肠道

酸辣海带

2 人份

材料:

海带80克,芹菜20克,辣椒2个,大蒜末适量

- 热量 85.4大卡
- 糖类 8.5克
- 蛋白质1.5克
- 脂肪 5.5克
- 膳食纤维 4.7克

调味料:

香油1小匙,酱油、醋各适量

做法:

1. 所有材料洗净;海带切丝,芹菜切段,辣椒切细丝。

2. 海带丝氽烫后捞出,沥干放凉。

3. 将所有的调味料混匀,放入海带丝、大蒜末、芹菜段、辣椒丝拌匀,放入冰箱冰镇后,即可食用。

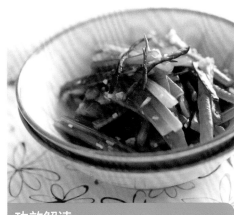

功效解读

海带中含有胶质,能排出肠道中的重金属毒素;芹菜中含有丰富的膳食纤维,能增强肠道蠕动、促进消化。

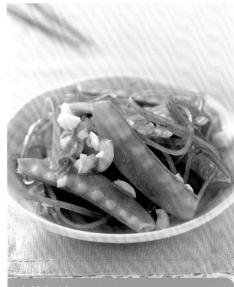

功效解读

海带中的胶质能减少有毒物质对人体的伤害;豌豆含丰富的膳食纤维。两者均能促进肠胃蠕动,是具有清肠排毒功效的食材。

助消化 + 清肠排毒

海带炒豌豆角

2 人份

材料:

海带70克,豌豆角200克,大蒜5克

- 热量 91.9千卡
- 糖类 6.1克
- 蛋白质 3.5克
- 脂肪 5.9克
- 膳食纤维 4.7克

调味料:

盐1/4小匙,胡椒粉1/6小匙,橄榄油适量

做法:

1. 海带洗净,切丝;豌豆角洗净,去老茎;大蒜剥皮,切碎备用。

2. 热锅加橄榄油,爆香大蒜末,加入海带丝、豌豆角拌炒,最后加盐及胡椒粉炒匀即可。

三文鱼海带味噌汤

材料：

三文鱼300 克，干海带20克，豆腐1 块，白萝卜100克，水适量

调味料：

柴鱼片1碗，味噌3大匙，盐、葱末各1大匙，清酒2大匙

- 热量 1550.9千卡
- 糖类 36 克
- 蛋白质 59.7 克
- 脂肪 124.1 克
- 膳食纤维 9.1 克

做法：

❶ 将柴鱼片加4碗水，以大火煮沸后，转小火煮沸约3分钟，滤取汤汁。

❷ 将干海带洗净，泡软，切小段；豆腐切丁；白萝卜洗净，切丝；三文鱼切薄片。

❸ 将做法❷的材料放入做法❶的材料中，大火煮沸后转小火煮3分钟。取适量汤汁加味噌调匀，倒回锅中；煮沸后，加清酒和盐调味，撒上葱末。

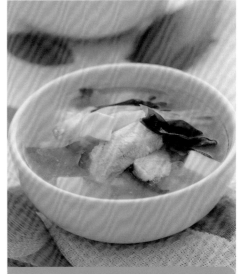

功效解读

　　海带中所含的藻朊酸能有效抑制人体对脂肪的消化和吸收，因此能达到一定的瘦身效果；三文鱼中含有丰富的不饱和脂肪酸，能降低血液中的胆固醇、甘油三酯，降低血脂。

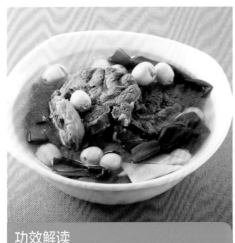

功效解读

　　海带含不饱和脂肪酸，能发挥降血脂的功效；海带中的碘有利于代谢脂肪，可避免肥胖；牛肉含有维生素 A、B 族维生素、维生素 E，能抗氧化、避免贫血、促进血液循环。

海带炖牛肉

材料：

海带120克，牛腱肉300克，莲子20克，姜3片，水适量

- 热量 1067.0千卡
- 糖类 15.3克
- 蛋白质 50.0克
- 脂肪 89.5克
- 膳食纤维 5.3

调味料：

盐1/4小匙

做法：

❶ 牛腱肉氽烫去血水，洗净，切块；海带、莲子分别洗净，泡软，备用。

❷ 汤锅加水煮沸，放入牛腱肉块、姜片炖煮1小时，加入海带、莲子煮20分钟，加盐调味即可。

第十三章
滋补肉类食材

　　肉类的热量偏高，但日常生活中很难完全不吃肉，尤其肉类含有丰富的蛋白质，是人体必需的营养物质。所以减肥者宜选择瘦肉食用，并可用蒸、涮、炖煮等方式烹调，以降低脂肪的摄取量。

　　鸡胸肉含有不饱和脂肪酸、热量中等，又含胶原蛋白，可美肤养颜、补充体力。猪肉中的B族维生素能促进代谢、镇定神经。牛肉则有人体吸收率很高的血红素铁，可以补足人体易缺乏的铁，又含有很丰富的锌，能促进生长与发育。只要烹调得当，食用量控制有度，就不必担心发胖。

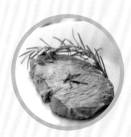
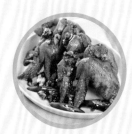
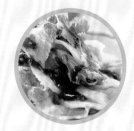

鸡肉

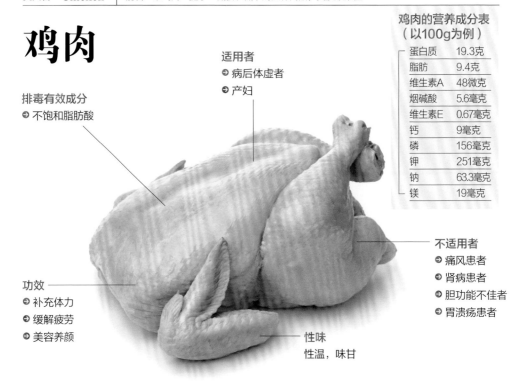

排毒有效成分
- 不饱和脂肪酸

适用者
- 病后体虚者
- 产妇

功效
- 补充体力
- 缓解疲劳
- 美容养颜

不适用者
- 痛风患者
- 肾病患者
- 胆功能不佳者
- 胃溃疡患者

性味
性温，味甘

鸡肉的营养成分表（以100g为例）

蛋白质	19.3克
脂肪	9.4克
维生素A	48微克
烟碱酸	5.6毫克
维生素E	0.67毫克
钙	9毫克
磷	156毫克
钾	251毫克
钠	63.3毫克
镁	19毫克

排毒瘦身原理

❶ 减肥者应需要适量食用肉类。鸡肉的脂肪含量比其他肉类低，能够供给品质优良的蛋白质，又能相对减少热量，是减肥者的首选肉品。

❷ 鸡肉的脂肪多属不饱和脂肪酸，比其他肉类更能降低血脂、预防心血管疾病，对肥胖或患高脂血症的人，较无健康上的负担。

食用效果

❶ 鸡肉有养颜美容的功效，因为其含有维生素A、维生素C、维生素E。鸡翅中又有丰富的胶原蛋白，能保健、美白皮肤，保持皮肤弹性，并促进血液循环。

❷ 鸡肉自古就是滋补体力、缓解疲劳的食材，它的脂肪少、蛋白质含量高，肉质又易消化，不论是需要大量蛋白质的运动员，或病后、产后体虚的人，都能从中获益。

食用方法

❶ 怕胖的人可选择鸡胸肉食用；烹煮鸡汤时，也可将表面的浮油捞起。

❷ 在处理鸡肉时，可先去掉脂肪、鸡皮，或以蒸、煮、烫的方式烹调，可避免摄取过多油脂。

食用禁忌

❶ 肾病、痛风患者，不宜食用太多鸡肉。

❷ 鸡汤会促进胃酸分泌，所以胆结石、胆囊炎、胃溃疡患者，都应少喝。

柚香鸡肉沙拉
2人份

材料:
葡萄柚1个,鸡胸肉300克,生菜数片,洋葱1个

- 热量 358.0千卡
- 糖类 14.2克
- 蛋白质 70.8克
- 脂肪 2.0克
- 膳食纤维 2.8克

调味料:
柠檬汁、和风酱各1小匙

做法:

❶ 葡萄柚对切,挖出果肉;鸡胸肉洗净,煮熟,剥丝;生菜洗净,撕小块;洋葱洗净,半个去皮、切碎,半个磨成泥,备用。

❷ 取一深盘,铺上做法❶的材料,淋上柠檬汁、和风酱,拌匀即可。

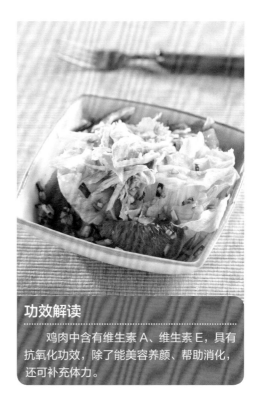

功效解读

鸡肉中含有维生素 A、维生素 E,具有抗氧化功效,除了能美容养颜、帮助消化,还可补充体力。

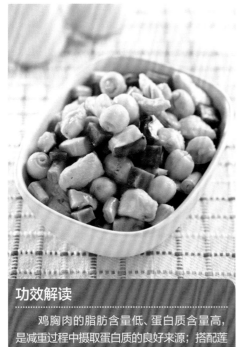

功效解读

鸡胸肉的脂肪含量低、蛋白质含量高,是减重过程中摄取蛋白质的良好来源;搭配莲子、香菇、四季豆的膳食纤维,有益于瘦身。

莲子鸡丁
4人份

材料:
鸡胸肉500克,莲子120克,干香菇、火腿、四季豆各20克,蛋清2个

- 热量 940.2千卡
- 糖类 74.7克
- 蛋白质 150.9克
- 脂肪 4.2克
- 膳食纤维 12.1克

调味料:
淀粉、米酒、盐各1小匙,食用油适量

做法:

❶ 鸡胸肉洗净,切丁,以淀粉、蛋清、米酒、半小匙盐腌渍;干香菇洗净,泡软,切丁;火腿切丁;四季豆洗净,撕老筋,切丁;莲子去心,蒸熟备用。

❷ 热锅烧油,先将鸡丁炒至7分熟,加莲子、四季豆丁、香菇丁、火腿丁续炒熟,起锅前加剩余的盐调味即可。

猪肉

适用者
- 儿童、青少年
- 贫血者
- 营养不良者

功效
- 强身健体
- 镇定神经
- 补铁

排毒有效成分
- B 族维生素

不适用者
- 高血压患者
- 高脂血症患者
- 风邪偏盛者

性味
性平，味甘、咸

猪肉的营养成分表
（以100g为例）

碳水化合物	2.4克
蛋白质	13.2克
维生素A	18微克
烟碱酸	3.5毫克
维生素E	0.35毫克
钙	6毫克
磷	162毫克
钾	204毫克
钠	59.4毫克
镁	16毫克

排毒瘦身原理

1. 猪肉每个部位的营养成分不同，脂肪、热量较低的是里脊肉、腿瘦肉、脸颊肉等部位，每100克中含110~190千卡热量，较适合减肥者食用。

2. 猪里脊肉、腿瘦肉、脸颊肉等部位富含B族维生素，对于代谢体内糖类、蛋白质、脂肪都有帮助，能预防多余热量堆积而形成脂肪，并可避免因B族维生素缺乏而引起的病症。

食用效果

1. 猪里脊肉、脸颊肉、腿瘦肉富含B族维生素，可促进营养成分代谢，使营养更易被人体吸收、利用，有助于生长发育、强健肌肉，并可安定神经。

2. 猪里脊肉、腿瘦肉、脸颊肉的铁、锌含量也不低。铁属于血红素铁，人体吸收率高，能避免缺铁性贫血，还可美容养颜；而锌则可帮助细胞生成、促进伤口愈合。

3. 猪蹄的热量虽高，但富含胶原蛋白，是缺乏胶原蛋白的人可食用的食物，有保养皮肤的功效。

保存选购

1. 冷藏猪肉时要用保鲜膜密封并排出空气，猪肉冷冻保存不可超过3个月。

2. 新鲜的猪肉肉质弹性好，用手指按压，压下去的坑会很快弹回。

食用禁忌

1. 吃猪肉不宜大量喝茶，否则容易使肠胃蠕动变慢，从而引起便秘。

2. 患有高血压、高脂血症的人忌食肥肉，风邪偏盛者忌食猪肉。

竹笋炒肉丝

2 人份

材料：
猪里脊丝120克，竹笋50克，青椒、辣椒、葱各10克

- 热量 278千卡
- 糖类 10克
- 蛋白质 27.7克
- 脂肪 14.9克
- 膳食纤维 1.7克

调味料：
盐1小匙，酱油1/2大匙，水淀粉1大匙，香油1小匙，白胡椒粉适量

做法：

❶ 所有材料洗净；葱切段，其余材料切丝。

❷ 将猪里脊丝用香油、白胡椒粉和酱油、水淀粉腌渍10分钟备用。

❸ 热锅关火，放入200毫升的冷油（分量外），加入腌肉丝过油，捞起备用。

❹ 锅中留1大匙油，热锅后加入葱段、辣椒丝爆香，续入剩余材料和所有调味料（除水淀粉外）快炒均匀，最后加入水淀粉勾芡即可。

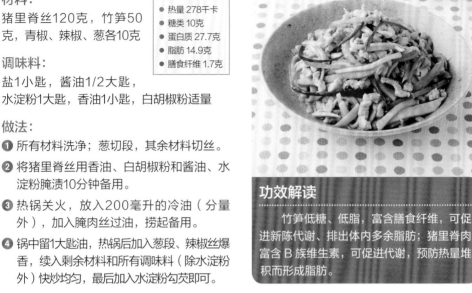

功效解读

竹笋低糖、低脂，富含膳食纤维，可促进新陈代谢、排出体内多余脂肪；猪里脊肉富含 B 族维生素，可促进代谢，预防热量堆积而形成脂肪。

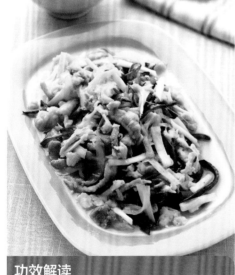

功效解读

猪里脊肉脂肪、热量较低，且富含 B 族维生素，对于代谢体内糖类、蛋白质、脂肪都有帮助，能预防多余热量堆积而形成脂肪等；黑木耳含胶质，可清除体内的废物。

木须肉

3 人份

材料：
鸡蛋2个，猪里脊丝150克，黑木耳（湿）15克，韭黄150克，大蒜10克

- 热量 481.4千卡
- 糖类 18.8克
- 蛋白质 51.2克
- 脂肪 23克
- 膳食纤维 3克

腌料：
料酒1小匙，蛋清1/2小匙，淀粉1小匙，白糖、盐各适量

做法：

❶ 所有材料洗净。大蒜剥皮，切碎；黑木耳切丝；韭黄切段；鸡蛋打散成蛋液备用。

❷ 猪里脊丝以腌料抓匀，腌渍20分钟备用。

❸ 热油锅，冷油放入猪里脊丝，大火炒至变色后捞起沥油；蛋液炒至稍凝固备用。

❹ 锅中留适量油，爆香大蒜碎，加入黑木耳丝、韭黄段拌炒均匀，然后加入猪里脊丝拌炒，起锅前加入蛋块拌炒均匀即可。

| 英文名：Beef | 别名：无 | 提示：选择瘦肉吃，也能补血、滋补强壮 |

牛肉

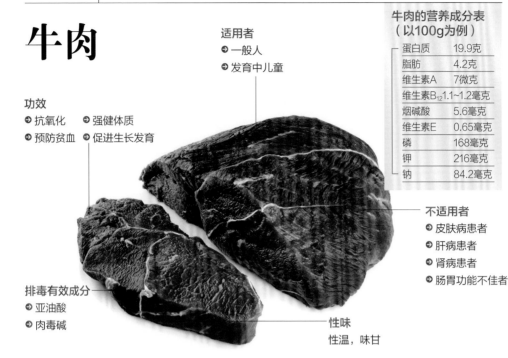

适用者
- 一般人
- 发育中儿童

功效
- 抗氧化
- 强健体质
- 预防贫血
- 促进生长发育

排毒有效成分
- 亚油酸
- 肉毒碱

不适用者
- 皮肤病患者
- 肝病患者
- 肾病患者
- 肠胃功能不佳者

性味
性温，味甘

牛肉的营养成分表（以100g为例）	
蛋白质	19.9克
脂肪	4.2克
维生素A	7微克
维生素B$_{12}$	1.1~1.2毫克
烟碱酸	5.6毫克
维生素E	0.65毫克
磷	168毫克
钾	216毫克
钠	84.2毫克

排毒瘦身原理

1. 牛肉中脂肪含量较低，且富含亚油酸，亚油酸与胆固醇结合能加速胆固醇在体内的运转和代谢，防止其在血管壁的沉积。
2. 牛肉中含有肉毒碱，肉毒碱是一种促使脂肪转化为能量的类维生素，配合有氧运动来减脂，效果显著。

食用效果

1. 牛肉含血红素铁，人体对血红素铁的吸收率高达20%。因此，食用牛肉，补血、预防贫血的效果很好。
2. 牛肉的维生素B$_{12}$含量也较高，在每100克中有1.1~2.2毫克，能预防恶性贫血，又有益于神经功能的稳定。
3. 牛肉富含蛋白质与锌，蛋白质是肌肉、皮肤组成不可或缺的原料；锌能促进生长发育，可加速伤口愈合、增强免疫力。

4. 牛肉有维生素A、B族维生素、维生素E，又有人体吸收率高的铁及蛋白质，能抗氧化、避免贫血、促进血液循环，使皮肤更健康。

食用方法

1. 维生素C与铁一起食用，能大幅提高铁的吸收率，所以吃牛肉时搭配柳橙汁或其他含维生素C的食物，效果更好。
2. 牛的腰部、腿部瘦肉含较少脂肪、较多蛋白质，较适合减肥者。若以炖或涮的方式烹调，可减少20%以上的脂肪。

食用禁忌

1. 牛肉的纤维较粗，肠胃消化功能不佳的人、老年人、婴幼儿都不宜多吃。
2. 皮肤病、肝病、肾病患者宜少吃牛肉。

红润肤色+抗氧化

元气牛肉贝果

材料：

洋葱末5克，贝果1个，牛肉片、乳酪片各20克，西红柿片10克，生菜1片

● 热量 332.4千卡
● 糖类 30.4克
● 蛋白质 13.9克
● 脂肪 17.2克
● 膳食纤维 0.9克

调味料：

奶油1小匙

腌料：

黑胡椒粉、盐各1/4小匙

做法：

❶ 生菜洗净，撕片；牛肉片洗净，以腌料腌渍20分钟。

❷ 热锅加奶油，把牛肉片煎熟。

❸ 贝果对切，放上牛肉片、洋葱末、生菜、乳酪片、西红柿片，盖上贝果，放入烤箱烤5分钟即可。

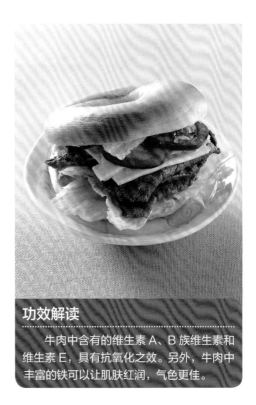

功效解读

牛肉中含有的维生素 A、B 族维生素和维生素 E，具有抗氧化之效。另外，牛肉中丰富的铁可以让肌肤红润，气色更佳。

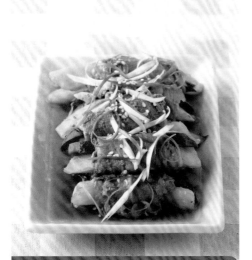

功效解读

牛肉中含丰富的蛋白质与铁，有助于改善减重期因缺乏铁而造成的贫血，补充体力。搭配含维生素 C 丰富的芒果、甜椒，更有助于铁的吸收。

预防贫血+补充体力

芒果牛肉卷

材料：

芒果75克，牛肉80克，红甜椒50克，葱1根，白芝麻5克

● 热量 294.3千卡
● 糖类 12.7克
● 蛋白质 18.1克
● 脂肪 19.0克
● 膳食纤维 2.4克

调味料：

橄榄油2小匙，和风酱1大匙

做法：

❶ 所有材料洗净。牛肉切薄片；葱切丝；芒果、红甜椒切粗条备用。

❷ 牛肉薄片摊平，放上芒果条和红甜椒条后卷起。

❸ 热锅加油，放入牛肉卷煎熟后盛起摆盘。

❹ 将葱丝撒在做法❸的材料上，淋上和风酱，撒上白芝麻即可食用。

土豆烩牛肉

材料：
土豆120克，葱2根，牛肉100克，姜2片，水适量

调味料：
橄榄油2小匙，米酒、盐各1/2小匙

- 热量 344.6千卡
- 蛋白质 24.3克
- 脂肪 17.7克
- 糖类 22.2克
- 膳食纤维 2.6克

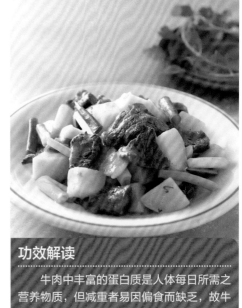

做法：

❶ 所有材料洗净。土豆去皮，切块；葱切段；牛肉切块，放入沸水中烫1分钟，捞起。

❷ 热油锅，爆香姜片和葱段，加牛肉块炒2分钟，再加土豆块、水和其余调味料。

❸ 煮30分钟至土豆块熟软即可。

功效解读

　　牛肉中丰富的蛋白质是人体每日所需之营养物质，但减重者易因偏食而缺乏，故牛肉是适合减重者的优质食材；土豆的脂肪含量非常低，食用土豆可减少脂肪的摄入，使多余的脂肪渐渐被身体代谢。

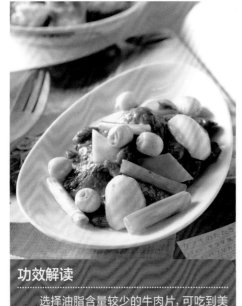

百合莲子炒牛肉

材料：
牛肉片200克，葱段、姜片各10克，新鲜百合、新鲜莲子各30克

- 热量 651.7千卡
- 糖类 49.7克
- 蛋白质 51.9克
- 脂肪 17.3克
- 膳食纤维 2.06克

调味料：
盐1/2小匙，蚝油1小匙，高汤1/2杯，橄榄油$1\frac{1}{2}$大匙，酱油、米酒各1小匙

做法：

❶ 牛肉片洗净，以酱油、米酒腌渍，放热油中过油盛盘；百合、莲子洗净，莲子去心。

❷ 续用同一锅，爆香葱段、姜片，接着放入百合、莲子、其余调味料，煮至汤汁略收。

❸ 放入做法❶的材料，拌炒至牛肉片熟即可。

功效解读

　　选择油脂含量较少的牛肉片，可吃到美味，也减少了易导致肥胖的油脂。搭配莲子等高膳食纤维的食材，也可吸附油脂，将其排出体外，从而达到瘦身的目的。

12个不可不知的排毒瘦身常识

Q₁

我过胖了吗？

BMI、体脂率、腰围，是判断肥胖与否的指标

判断过胖与否的三个客观指标

大多数现代人恨不得"除脂肪而后快"，但脂肪也是人体必需的营养物质。

体内有多少脂肪算是健康呢？可由三个客观的指标来判断，即身体质量指数（BMI）、体脂率与腰围，这三个指标能概估脂肪的多寡跟分布情况。

BMI=体重（千克）÷身高（米）^{2}

BMI的计算式是：体重（千克）除以身高（米）的平方。在中国的标准下，BMI在18.5（含）～23.9属于正常；24（含）～27.9属于过重；28（含）以上属于肥胖；若未满18.5则属于过轻。

体脂率

体脂率是指体内脂肪占身体重量的比例，可用体脂计测量。一般说来，女性体脂肪30%以上、男性25%以上算是肥胖。

腰围

腰围是判断肥胖与否的指标之一。量腰围能看出内脏脂肪的多寡，根据代谢综合征（高血压、高血脂、高血糖的统称）的标准，男性腰围90厘米、女性腰围80厘米以上，是代谢综合征的高危险人群。

看这三项数值，就能大致了解体内脂肪的多寡，知道自己是不是该减肥了。

判断肥胖与否的三种方法

❶ 计算BMI

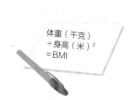

体重（千克）
÷身高（米）²
=BMI

❷ 测体脂率

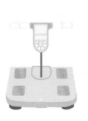

❸ 量腰围

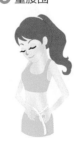

过胖会导致生病吗?

脂肪过多，易引发致命疾病

脂肪过量就是毒

脂肪是提供人体热量与形成某些激素不可或缺的物质。适量的脂肪能美化人体曲线、提供热量，帮助人体功能顺畅运作；但过量的脂肪却是健康的"无声杀手"。

血液中的脂肪对人体的杀伤力最强，血脂过高，容易引起动脉硬化。动脉硬化起因于血液中的脂肪过多，使血液变得黏稠、流动性不佳；当氧化后的脂肪沉积在血管壁上，会使原本柔软、有弹性的血管变得越来越僵硬、脆弱，最终导致动脉硬化。

动脉硬化容易使高血压、糖尿病进一步恶化，最终引起心血管疾病。所以，血脂指数的高低对健康的影响力比皮下、内脏脂肪要大。在血管内，可能埋藏着致命的危机，不容轻视。

堆积在身体其他部位的脂肪，也容易与自由基发生氧化作用，形成过氧化脂质等毒素。过量的脂肪本身也会分泌毒素，引发过敏等问题，对人体有害。

脂肪过量引发的疾病

所谓肥胖，只需以BMI测定，超过特定数值者，就算是肥胖症，需要接受专业的医疗咨询与治疗。与肥胖相关的疾病相当多，包括糖尿病、高血压、高尿酸血症、痛风、狭心症、心肌梗死、睡眠呼吸暂停综合征、脂肪肝、胆结石、不孕症等。脂肪也和许多癌症有关，如乳腺癌、大肠癌、胰脏癌、胆囊癌等。其中以血脂过高所引起的疾病最常见，也最容易被忽略。可喜的是，在日常生活中，大家就能通过饮食、运动排毒，来预防高脂血症的问题。

血管硬化示意图

正常动脉剖面图

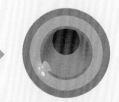

血液中的脂肪过多，沉积于血管壁

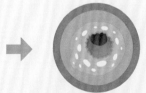

脂肪持续附着，血管壁内径缩小，血流量降低，血管日益硬化

减肥最好不摄取脂肪？

不是不吃，是要吃得少、吃得好

减肥时不摄取脂肪，能瘦得更快吗？完全不摄取脂肪是不健康的。杜绝脂肪，会影响体内某些功能的运作，所以不能完全不摄取脂肪。

减重者的脂肪好选择：植物油

植物油多含不饱和脂肪酸，能增加高密度胆固醇，又不会增加甘油三酯，减肥期间可适量摄取；而动物油含较多饱和脂肪酸，会增加甘油三酯，易造成肥胖，应限制摄取量。

所以，减肥时也该摄取脂肪，原则是别吃太多，且要吃好脂肪。较好的方式是，少吃动物性脂肪，改吃植物性油脂。建议摄取的植物性油脂包括橄榄油、大豆油、芝麻油、花生油等；而动物性脂肪则有牛油、猪油等。

此外，人造奶油、酥油和酥炸食品中，皆含植物性氢化油（反式脂肪），这类油是将植物油经氢化作用得到的，更耐高温、不易变质，吃太多会增加患心血管疾病的风险。

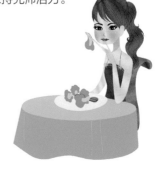

只吃蔬果或素食，就能瘦？

只吃蔬果营养不均，素食不一定低卡

只吃蔬果容易瘦，是因为蔬果的热量比肉类、油脂低很多；但若长期只吃蔬果，会发生营养不均衡的问题。蔬果中矿物质、维生素含量高，但脂肪、碳水化合物、蛋白质含量很低。吃蔬果虽然能促进代谢，但长期偏食，可能使人体某些功能失调。

另外，水果的果糖含量高，转换成脂肪的速度很快，吃多了会摄取过多的热量，也可能造成脂肪堆积。

吃素未必能瘦

许多素食者担心营养不够，所以会多吃一点，反而造成体重过重。

烹调素食时，为了增加口感，通常添加较多的调味料，热量较高，食素时须特别留意，以免摄取过多热量。

食素时，尽量选择天然食材，并注意摄取的总热量和营养成分，才有助于控制体重，保持充沛活力。

为什么总是复胖?

减肥太急，易复胖，又伤身

节食是错误的减肥方法

人会肥胖，大部分是吃太多、摄取过多热量，大部分想减肥的人，会认为只要少吃点，就能达到减轻体重的目的。所以不知道正确饮食控制方法的人，通常就会采取限制食量、短期内只吃蔬果或只吃单一食物或拒吃淀粉类的节食法。

但结果往往事与愿违，严格控制食量后，即使体重减轻，但是健康水平下降，体质变得更差，而且若是稍不留意多吃一些，会胖得更快。这种经验真令人沮丧，也让辛苦节食的人认为自己是"连喝水也会胖"的体质。但真的是因为易胖体质吗?

基础代谢率下降，更难减重

节食减肥法是严格控制食物摄取，虽然最快收效，但也复胖最快，因为很难持久，而且可能造成营养失调。

不当节食可能在短期内收到成效，是因为摄取的热量相当低，逼迫身体使用体内囤积的脂肪、蛋白质，所以很快能使体重下降。

但为什么每次都复胖? 因为利用节食法减去的是肌肉，而肌肉会消耗人体很多热量，肌肉量越多，消耗的能量通常也越高。当你减去了肌肉，表示今后燃烧热量的能力已经减少，因此要进一步减轻体重就更困难。

所以，当恢复正常饮食后，只要有多余的热量，就容易囤积在体内，不像之前那样会被利用掉。因此，经过多次节食，就容易误以为自己的体质是"吃什么都会胖"。

改善饮食习惯，减肥很简单

① 多吃高纤蔬果，少吃高油脂食物或甜食;

② 进食时细嚼慢咽;

③ 摄取充足水分;

④ 每天都吃早餐;

⑤ 每餐吃七分饱;

⑥ 禁吃夜宵。

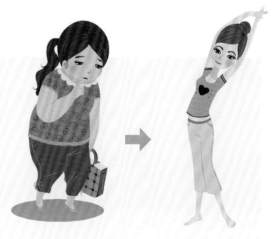

怎样吃，不复胖？

培养良好饮食习惯，不用挨饿就能瘦

常听到"某个人很瘦，食量却很大"的话，真是令人羡慕。想要瘦，未必要饿着不吃，你也可以"边吃边瘦"。

要减肥，最重要的是建立良好的饮食习惯，培养代谢良好的体质，不过度忍耐饥饿。然而，怎样的饮食习惯，才能坚持到底而不复胖呢？这真的不能太急躁，需要多些时间与耐心。

多吃低卡、易饱的食物

热量低又吃得饱的食物，包括很多蔬菜、水果、杂粮类等，吃多也不必担心热量过高，其中以蔬菜在日常生活中最易获得，效果非常好。

上述食物的共同点是含有丰富的膳食纤维。膳食纤维对减肥者来说是相当优质的营养物质，容易令人有饱腹感，又能清洁肠胃、降低胆固醇、避免脂肪囤积。

膳食纤维是减肥好帮手

膳食纤维分为水溶性与非水溶性两种，都有助于排便顺畅。

水溶性纤维在胃中能延迟食物排空的速度，延迟饥饿感出现；进入肠道后，能吸附毒素并将其排出体外；其中，胆汁酸的排出能间接降低血液中胆固醇的含量。

非水溶性纤维不会被人体吸收，在肠道中大量吸收水分后，可促进肠道蠕动，促进排便，减少毒素在肠道停留的时间，清洁肠道。

膳食纤维的整肠功能

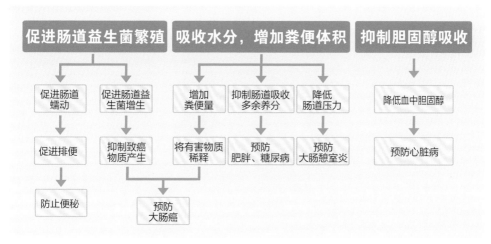

营养均衡，维持代谢稳定

减肥的目的是排出多余的脂肪，促使代谢良好。新陈代谢是一种复杂的体内工程，必须由各类营养物质协力合作。若一味节食，会缺乏足够的营养来完成代谢。均衡地摄取各类食物，保持新陈代谢稳定，间接排出多余的脂肪，才能健康减重。

少食多餐，选择低卡点心

吃过多高糖点心，是致胖的原因之一。减肥要养成少食多餐的好习惯，既能满足饥饿感，又不会使减肥者精神压力太大，不会感觉饥饿，也就不会摄取过多热量，但记得要选择低卡点心。

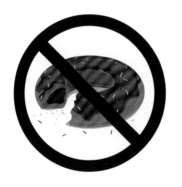

以同样的进食内容来看，一次摄入过多，会促使胰岛素分泌，把热量转为脂肪；若只在感觉饥饿时才少量进食，则能既使肠胃有满足感，又不易发胖。

高热量食物只能偶尔吃

医生建议，为了提高减肥成功率，控制饮食时不需要太过严苛。若完全杜绝"慰藉性食物"，反而容易失去毅力与乐趣，容易导致失败。所以，可以偶尔吃诱人的高热量食物，但切记真的只能偶尔吃!

少食多餐，不会饿又会瘦

减肥是一场长期战争，为维持良好身材，又要满足口腹之欲，少食多餐的进食法是非常好的饮食控制方式，既能满足身体所需热量，也能提高身体的代谢率。在节制饮食时，只要把握一天摄取的食物热量不低于基础代谢率，在瘦身的同时，也能保持身体健康。

少食多餐建议食谱

时间	热量	建议进食内容
7~8点	350卡	全麦吐司2片（可加适量花生酱或果酱），煎火腿三明治1片，无糖豆浆1杯
10点	70~100卡	番石榴或苹果1个
12点	400卡	五谷饭3/4碗，水烫蔬菜1碟，肉类＋蔬菜（烹调方式采用凉拌、蒸煮）
15点	200卡	果汁1杯（240毫升）＋苏打饼干3片
18~19点	300卡	全麦吐司2片，水烫蔬菜1碟，水煮蛋1个

✽每日建议摄取3份蔬菜，中午的肉类可烹调成半荤菜（如青椒炒肉丝）

排毒饮食，为什么能变瘦？

可促进代谢，代谢好就能瘦

人体与热量的关系，像机器与油料，摄取的热量过剩，如多余的油料一样会囤积在油箱里。当机器运作次数越多、越快，需要消耗的油料就越多。所以，新陈代谢快的人，用掉较多热量，剩下的热量就越少。因此，提升新陈代谢是燃烧脂肪的有效方法。

善用饮食来促进代谢、减去脂肪

排毒食物能减肥有两个原因，一是热量低，二是有促进代谢的效果。

低卡高纤、易饱腹的食物，如蔬菜水果，因脂肪和热量低，即使多吃也不易胖。另外，有些营养物质有抗氧化、促进代谢的效果，或能抑制脂肪的吸收、合成及加速脂肪分解，减肥功效更佳。

如豆类含丰富的B族维生素，能促进糖类、蛋白质、脂肪的代谢，避免营养过剩而导致脂肪堆积体内；黄瓜、冬瓜所含的丙醇二酸能阻止脂肪合成，并可促进脂肪消耗，减少体内脂肪。

此外，芹菜是负热量食物，消化芹菜所需的热量，比芹菜提供给人体的还高，对瘦身有益。

钾、钠平衡，避免水肿型肥胖

水分滞留，也是变胖的原因之一。钾、钠是负责水分交换的营养物质，维持这两种矿物质的平衡，能帮助细胞充满水分，排出多余水分，避免发生水肿型肥胖。

吃对营养物质，瘦身没有那么难

营养物质	排毒瘦身功效	代表食材
膳食纤维	增加饱腹感，预防便秘	薏苡仁、紫菜、苹果、红薯、黑木耳、燕麦
维生素A	帮助燃烧、代谢脂肪和蛋白质	胡萝卜、南瓜、木瓜、红薯叶、动物肝脏
B族维生素	维生素B_1、维生素B_2可促进肠胃蠕动	荞麦、糙米、玉米、绿豆、绿色蔬菜、瘦肉
维生素C	促进体内新陈代谢，帮助排毒	番石榴、柠檬、猕猴桃、草莓、小白菜、西红柿
维生素E	抗氧化功效强，清除体内自由基	杏仁、榛果、葵花籽油

如何提升基础代谢率?

饮食、运动双管齐下，增加肌肉量

基础代谢率，是指一个人一天躺着不动，只计算呼吸、心跳及维持体温等基本生理功能所需要的热量；基础代谢率高，表示要消耗比较多的热量，人就不容易发胖。人体消耗热量的途径有三个：基础代谢能燃烧热量的70%，身体活动可燃烧热量的20%，消化食物只用掉热量的10%。由此可见，基础代谢率对一个人体形胖瘦的影响很大。

饮食、运动双管齐下

如何提升基础代谢率？运动是提高基础代谢率最有效的方法，尤其是结合有氧运动和无氧运动。以运动增加肌肉量，肌肉量越多，消耗的热量越多，越容易瘦身。运动的原则是"3-3-3"，每周至少3次、每次至少30分钟、运动后使心跳达到每分钟130次以上。

正常进食三餐有助于维持基础代谢。以过度节食来减肥，体重却无明显下降，是因为身体察觉热量不够，自动降低代谢的速度，以维持生命的基本需要。

人体的代谢率下降，消耗的热量也会变少，此时只要有多余热量，就易形成脂肪。因此，以节食减肥，会减去肌肉，复胖的却是脂肪。唯一能打破此恶性循环的方法就是增加肌肉量。

吃早餐能提升代谢率

不吃早餐，容易使代谢率下降。因为晚餐到隔天早餐间，空腹时间长达12小时，身体代谢已趋缓，缺乏运转的动力。吃早餐能帮助身体启动代谢。

若省略早餐，身体长时间处在代谢低率的状态，不但会早上精神萎靡，且燃烧热量的能力也非常低。

简单瘦身的有氧运动

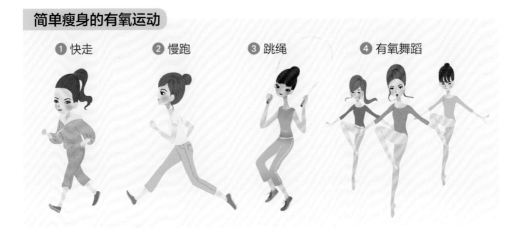

❶ 快走　　❷ 慢跑　　❸ 跳绳　　❹ 有氧舞蹈

连喝水都胖，排毒能改变吗？

可能是水肿型肥胖，吃对食物就能改善

代谢不好，喝水都会胖

通常认为自己"连喝水都胖"的人，可能有两种情况，一种是代谢率太低，变成易胖体质，所以才认为自己是少数"喝水都胖"的体质，常引起人的自卑心态。而另一种，就真的是"喝水都胖"的水肿型肥胖。

一般认为自己"连喝水都胖"的人，在仪器测定下，却发现其细胞内的水分不足，也就是水分无法充分被细胞利用，滞留在其他地方，但不易排出体外。这就是体内水分代谢不良，外观看起来像肥肉，其实多余的是水，并非脂肪。

错误的饮食习惯，容易导致水肿

水肿的成因，除了平时缺乏运动、体内代谢差，主要是经常吃过咸或过于精制的食物，造成肾脏负担，使新陈代谢变慢。因此，远离这类食物，并适量摄取能利尿排水的食物，就能避免水肿。

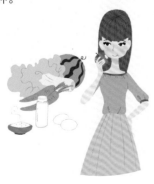

对抗水肿型肥胖

对水肿型肥胖者而言，解决的方法是提升代谢，目标是水分。对付水肿最有效的方式就是运动。运动时，肌肉能产生类似泵的效果，可增强体液流动、改善水分代谢。

食物也能帮助水分代谢。钾、钠跟水分代谢有关，若钾、钠含量比平衡，能避免水分滞留，促进水分被细胞利用并排出体外。故水肿型肥胖者更不宜节食减肥，应以运动、饮食来强化水分代谢，预防水肿型肥胖。

人体水分的代谢顺畅，能滋润细胞，并使养分、废物的输送正常，久而久之能延缓老化。水肿与身体的排毒能力息息相关，不该小觑。

帮助消水肿的好食材

食材名称	消水肿原理
薏苡仁	促进体内水分的代谢，帮助消除下半身浮肿
赤小豆	赤小豆具有利尿、消肿之效
冬瓜	冬瓜性寒，能除去体内多余水分
芹菜	含有丰富的钾，具有利尿之效
西瓜	西瓜中的钾可利尿排毒

怎么吃能瘦大腿、臀部肥肉？

减少热量摄取，并加强下半身运动

东方女性由于胖的位置大都在臀部、大腿或腰腹的下半部，使身形看来像西洋梨，又称"梨形肥胖"。

梨形肥胖的脂肪多是甘油三酯，想减少此类肥胖，必须控制总热量摄入，增加消耗量。饮食方面须特别控制糖类、脂肪、酒的摄取。

减少摄取糖类、脂肪、酒

当摄取的热量过多时，多余的热量会转变成甘油三酯，储存在脂肪细胞内。这三种食物吃得太多，易形成甘油三酯。甘油三酯围积的位置，包括皮下及内脏周围。梨形肥胖多由甘油三酯水平升高造成，所以必须减少整体的热量摄入，以减少脂肪堆积。

适宜的糖类摄取量为一日总热量的55%～60%，脂肪摄入约为一日热量的25%以下，酒的摄入一天宜控制在20毫升以下。须摄取脂肪时，吃含不饱和脂肪酸的油脂可有效消耗甘油三酯，包括鱼类脂肪、芝麻油、葵花籽油等。

运动与梨型肥胖

因为人无法控制甘油三酯堆积的部位，所以梨形肥胖者只能通过控制热量摄取来减少脂肪，使整体身形更纤瘦。若想针对局部位置减脂，很困难。

另外，可多做运动来消耗热量。多做下半身延展动作，能使内部肌肉变得细长，即使脂肪附着于外，视觉上看来也更纤细。

居家瘦腿操

❶ 瘦腿减肥操

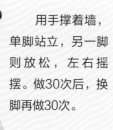

用手撑着墙，单脚站立，另一脚则放松，左右摇摆。做30次后，换脚再做30次。

❷ 推压小腿肚

双手交替从脚踝处向膝盖后方推压小腿肚，每腿30次。

❸ 捏小腿内外侧

用手指捏小腿内侧30次，再捏外侧10次。

外食族如何排毒瘦身？

多留意膳食纤维的摄取，尽量均衡饮食

忙碌是现代人无可避免的生活节奏，因此很多人容易成为外食族。外食的热量摄入不容易掌控，久而久之，人的肠道与健康便容易受到影响。

低卡少油是选择的重点

为了在分秒必争的生活中保持身体健康，外食族对食物的选择要更加留心。我们可依据购买地点的不同，选择不易导致肥胖的食物。

❶ 便利商店： 需留意便当的营养，便当中的蔬菜多是腌渍品，钠含量偏高；肉类又以油炸为主，要留意热量；生菜沙拉能补充膳食纤维，但要注意沙拉酱的热量；食量小的女性，饭团或凉面是不错的选择。

❷ 自助餐： 少油、少肉、多蔬菜，是选菜时的重点；餐前喝汤，容易有饱腹感，又能减少进食量。餐后的饮料最好少加糖，水果可以多吃。

❸ 小吃店： 可选择少油或加适量肉臊的干面；若点汤面则不要喝汤或只喝适量；配菜的最佳选择为烫青菜或凉拌小菜。

适量进食，饱足又健康

外食族的购餐重点是，不要一次买太多食物，购买前一定要先考虑热量；也别因为与朋友应酬多，就把饮食当成社交的主题，这样很容易陷入恶性循环，越吃越多，给身体造成不必要的负担。

健康膳食金字塔

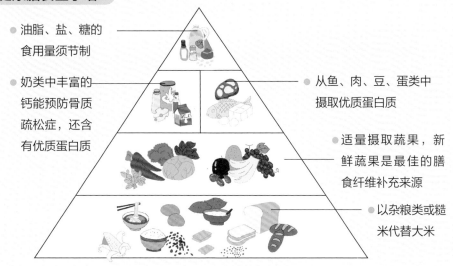

- 油脂、盐、糖的食用量须节制
- 奶类中丰富的钙能预防骨质疏松症，还含有优质蛋白质
- 从鱼、肉、豆、蛋类中摄取优质蛋白质
- 适量摄取蔬果，新鲜蔬果是最佳的膳食纤维补充来源
- 以杂粮类或糙米代替大米

189

如何吃能有效降低胆固醇？

多吃膳食纤维、不饱和脂肪酸，少吃动物油

胆固醇是体内必需的物质，但过高的胆固醇，尤其是过量的低密度脂蛋白，即俗称的"坏胆固醇"，容易引发致命的心血管疾病。胆固醇过高时，多吃能降低低密度胆固醇的食物，可大幅减少高脂血症的危害。

少吃蛋类、动物肝脏、动物油

蛋类、动物肝脏是高胆固醇食物，胆固醇过高者不宜多吃，食用前应向医生咨询适宜的食用量。即便是胆固醇过高者，也不能完全不吃油，平时宜少吃动物性油脂，像牛油、猪油或脂肪含量较高的肉类。吃肉时可挑选瘦肉或脂肪少的鸡肉、鱼肉。

摄取不饱和脂肪酸、抗氧化养分

宜多摄取含不饱和脂肪酸的植物油，如橄榄油、菜籽油等；而三文鱼、金枪鱼、沙丁鱼等鱼类也含不饱和脂肪酸，能降低低密度胆固醇。另外，多摄取抗氧化营养物质，如维生素A、维生素C、维生素E、类黄酮素，也能避免低密度胆固醇被氧化。

摄取充足的膳食纤维

膳食纤维有助于代谢肠道内的胆固醇，能清洁肠壁、带走毒素，并吸附胆汁酸，帮助其排出体外。胆固醇是制造胆汁酸的原料，若肠道中胆汁酸减少，肝脏为了合成新的胆汁酸，就要用血液中的胆固醇，如此便能减少血液中的胆固醇。

降低胆固醇的饮食建议

食物种类	食用原则
乳制品	选择低脂或脱脂乳制品
牛油、奶油、冰激凌、动物内脏	尽量少吃
蛋类	每周不要超过3个
肉类	每天不超过150克，尽量选择瘦肉，食用时去皮
海鲜类	尽量不要使用油炸的烹调方式
面包、饼干	少吃牛油和猪油制成的糕饼和面包
罐头或腌渍蔬菜	盐分较高，应避免食用
水果、蔬菜、谷类、豆类	低脂肪、高纤，每日均衡摄取
坚果类	含不饱和脂肪酸，但热量高，可适量食用